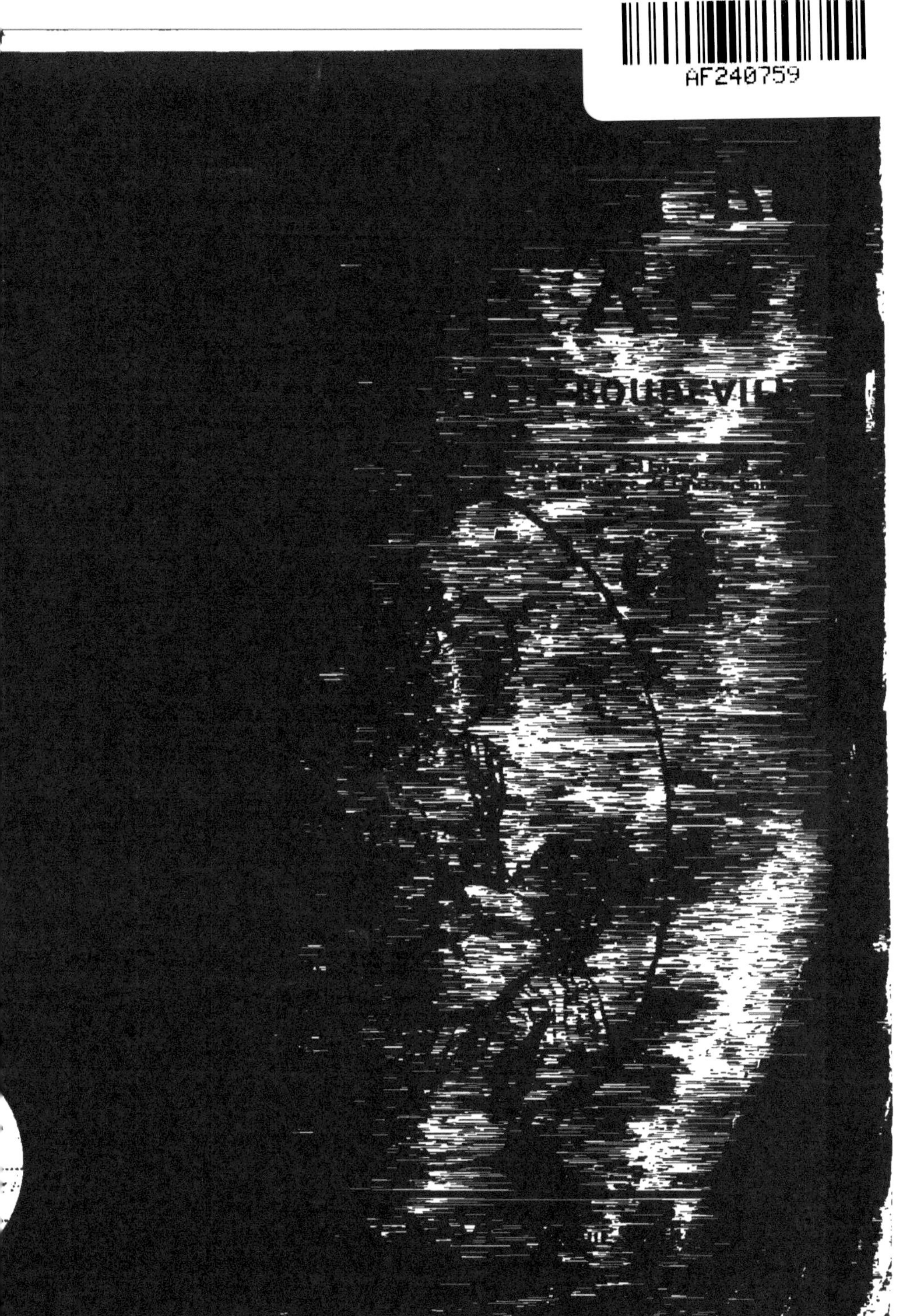

Auprès du Berceau

PRÉFACE

Avant 1914, des esprits clairvoyants dénonçaient bien
le péril que faisait courir à la nation la diminution de
plus en plus marquée du chiffre des naissances. Leurs
appréhensions n'inquiétaient personne, à vrai dire, parce
que personne ne croyait réellement à l'imminence
d'une guerre où le nombre des combattants pouvait, en
quelques semaines, décider de la victoire. La guerre
est venue. Elle a permis de mesurer l'abîme où l'indiffé-
rence générale aux questions de natalité a failli nous
faire sombrer et il faudra bien, maintenant, que, la grande
question posée, dont tous les patriotes comprennent
enfin la gravité, soit résolue. Il faudra que par tous les
moyens (dégrèvements d'impôts, indemnités pour charge
de famille, bourses nationales, conditions spéciales
d'avancement pour les fonctionnaires mariés), on par-
vienne à multiplier le nombre des familles nombreuses,
plus nécessaires aujourd'hui que jamais, non seulement
pour conjurer les menaces de guerre, mais encore pour
représenter et défendre partout, à l'étranger, les intérêts
intellectuels et économiques de la France.

Mais à quoi bon souhaiter des naissances nouvelles, des générations plus fécondes que leurs aînées, si l'on ne parvenait pas à préserver la première enfance des maladies qui la déciment, des soins inhabiles et dangereux qui trop souvent la condamnent à une mort certaine ? A tout prix il faut abaisser le pourcentage effrayant de la mortalité infantile.

Et c'est essentiellement affaire d'enseignement.

Il y a des ignorances, des erreurs qui tuent. Par les cours, les conférences, les ouvrages de vulgarisation, on doit donc apprendre aux jeunes filles, aux jeunes mères, les principes essentiels de l'hygiène moderne. Or c'est un ouvrage de ce genre que publie aujourd'hui Madame la Doctoresse Le Conte Boudeville.

Il ne s'agit pas d'un traité complet de puériculture, mais d'un manuel concret, pratique, bien ordonné, clairement écrit par une jeune mère très savante pour d'autres mères qu'elle veut faire bénéficier de sa science en la mettant à leur portée, afin que, tout de suite, sans effort, elles s'initient à des vérités élémentaires et indispensables. De ces vérités qu'on ne saurait trop répandre, les lectrices se convaincront d'autant mieux que l'auteur fait sans cesse appel à leur intelligence. Les décrets de la Faculté prennent ici la forme aimable de conseils nettement motivés, fondés en expérience et en raison. Et cela constitue le meilleur des guides pour des esprits bien faits.

Sans prétendre le moins du monde au privilège exclusif

la formation de l'esprit, l'Enseignement Secondaire, par les habitudes de réflexion qu'il développe, prépare tout particulièrement les jeunes filles à goûter et à comprendre ces leçons, complément naturel de leur culture générale. Le temps n'est plus où, de très bonne foi, l'on pouvait redouter que l'enseignement donné dans les Lycées et Collèges inspirât à leurs élèves une sorte de dédain pour la famille et les devoirs qu'impose la création d'un foyer. Une expérience de quarante années a fait justice de cette inquiétude. Les jeunes filles instruites d'aujourd'hui, diplômées d'études ou bachelières, n'ont rien de la pédante, de la femme savante que l'on redoutait. Rien de féminin ne leur est étranger. Pour ne citer qu'un exemple, il a suffi à l'*Entr'aide des Femmes Françaises* de demander leur concours pour s'adjoindre immédiatement de vaillantes collaboratrices et, dans toutes les villes où l'on fondera des pouponnières, les lycéennes s'intéresseront activement à l'œuvre entreprise, pénétrées du devoir de solidarité dont elles veulent s'acquitter, conscientes aussi de l'intérêt que présente pour elles-mêmes l'apprentissage de leurs futurs devoirs maternels. Une seule crainte pourrait les retenir, celle de *ne pas savoir*, et de pécher par ignorance. Mais c'est une crainte que dissipera sans peine l'excellent ouvrage dont je tiens à remercier en leur nom — et en guise de préface — Madame Le Conte Boudeville.

Je l'ai dit : ce n'est là qu'un exemple. C'est aussi un symptôme. Partout l'instinct national de conservation, la volonté collective de vivre, de survivre au désastre, de réparer les pertes effroyables causées par la guerre, se traduit dans les cœurs par un grand élan d'amour pour l'enfant, de vénération pour la mère qui assure, avec la perpétuité de la race, le relèvement de la patrie. L'existence si fragile du nouveau-né est l'objet d'une sollicitude passionnée et universelle. Jamais moment n'aura été plus favorable à l'apparition d'un livre qui sera précieux pour toutes les mères et dont la place est marquée auprès de tous les berceaux.

M. BELLIN,
Directeur de l'Enseignement Secondaire
au Ministère de l'Instruction Publique.

LIVRE PREMIER

ANATOMIE ET PHYSIOLOGIE
ÉLÉMENTAIRES
DU PETIT ENFANT

Sommaire :

I. — Morphologie et squelette : La tête : les fontanelles. — La cage thoracique. — Le ventre. — Les membres.

II. — Les appareils de l'enfant : Appareil respiratoire : caractère de la respiration chez le nourrisson. — Appareil circulatoire : Le cœur, le sang. — Appareil digestif : La bouche, l'estomac, l'intestin, ce qui les différencie de ceux de l'adulte ; les selles du nourrisson. — Appareil excréteur : La peau, sécrétion sébacée et sécrétion sudorale. — Le rein : Les urines du nourrisson.

III. — Système nerveux : Cerveau, cervelet et moelle.

IV. — La température : Variabilité de la température chez le nouveau-né.

Avant d'étudier comment se développe un enfant et de quels soins il faut l'entourer, il est nécessaire de faire connaissance avec cet organisme délicat qui, par tant de points, se différencie de celui de l'adulte.

1

I

MORPHOLOGIE ET SQUELETTE

Le nouveau-né présente les caractères morphologiques suivants :

La tête est relativement développée par rapport au reste du corps, le thorax de volume restreint, les membres grêles et courts, l'abdomen volumineux.

La tête.

Le massif osseux facial est peu développé, si bien que les traits ne sont pas accusés et que, sauf pour la maman, tous les nouveau-nés se ressemblent.

La boîte cranienne est formée d'os encore mous dont l'ossification n'est pas terminée et qui ne sont pas soudés les uns aux autres. L'écartement compris entre les os non soudés est comblé par une formation membraneuse et a reçu le nom de *fontanelle*.

Il existe deux fontanelles visibles chez le nouveau-né : l'une, postérieure, est déjà presque comblée à la naissance ; l'autre retiendra seule notre attention : c'est la fontanelle antérieure. Elle a la forme d'un losange dont la plus grande longueur est environ de deux centimètres et demi à trois centimètres, et sépare les deux os pariétaux des deux parties de l'os frontal (fig. 1).

Chez le bébé bien portant la fontanelle est résistante

et animée de battements. Beaucoup de mamans sont effrayées de voir ce petit losange souple se déprimer et revenir sur lui-même quand l'enfant crie ou tousse.

Cela est parfaitement normal. Ce qui ne l'est pas, c'est de voir la fontanelle perdre son élasticité et s'affaisser progressivement; c'est un signe de dénutri-

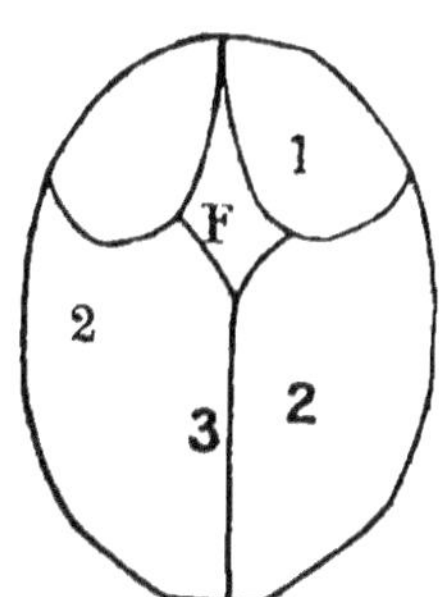

LÉGENDE :

F. Fontanelle antérieure.
1. Os frontal.
2. Os pariétal.
3. Suture sagittale.

Fig. 1. — Crâne de nouveau-né, vu d'en haut.

tion dont il faut s'inquiéter pour en rechercher la cause.

La fontanelle, d'abord large, va se rétrécir de plus en plus au fur et à mesure que l'enfant grandit, s'il est bien portant. Elle sera fermée complètement vers 15 à 18 mois chez l'enfant normal.

Le retard dans la fermeture de la fontanelle doit être signalé, car il indique un état maladif. C'est souvent l'un des premiers symptômes de rachitisme. Tant que la fontanelle n'est pas fermée, il faut éviter, avec le plus grand soin, tout choc ou pression sur ce point délicat.

Dans les premiers mois, en outre, la mollesse des os du crâne peut être cause de certaines déformations de la tête. Si l'enfant est toujours couché sur le même côté, l'axe antéro-postérieur va se déplacer et la tête apparaîtra asymétrique; si l'enfant repose au contraire sur le dos, l'occiput va s'aplatir. D'ailleurs il n'y a pas lieu de s'inquiéter de ces déformations qui sont temporaires et qui disparaîtront dans la suite. Le mieux cependant est de les éviter en ayant soin de varier les positions de l'enfant dans son berceau.

Petit à petit, les os du crâne deviennent plus résistants, la tête grossit; mais le maxillaire ne se développe que très lentement, de telle sorte que les traits du bébé restent longtemps imprécis et flous.

La cage thoracique.

La cage thoracique est essentiellement formée par : en arrière les vertèbres, en avant le sternum, latéralement les côtes (fig. 2).

La colonne vertébrale chez l'enfant est droite mais extrêmement faible, et le tout petit est incapable de se tenir assis. Si l'on tient mal le nourrisson, immédiatement le petit tronc fléchit et s'affaisse. Aussi faut-il toujours soutenir avec la paume de la main le dos d'un bébé pour maintenir sa colonne vertébrale fragile, et pendant les premiers mois on doit toujours, comme nous le verrons, porter un bébé *horizontalement.*

Les côtes sont flexibles et se déforment facilement ; il faut éviter de les comprimer par des vêtements ou un maillot trop serrés.

Le thorax se développe très lentement chez l'enfant

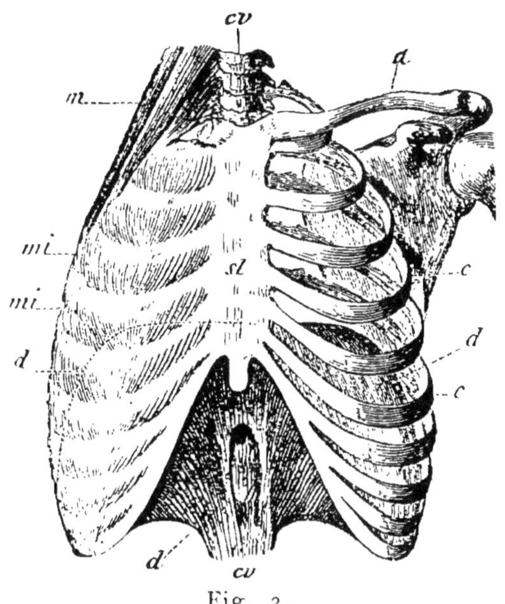

Fig. 2.

LÉGENDE :

A. Clavicule.
O. Omoplate.
D. Diaphragme.
C. Côte.

M. i. Muscles intercostaux.
St. Sternum.
C. v. Colonne vertébrale.
M. Muscle.

jeune ; ce n'est qu'à la puberté que sa croissance deviendra notable.

Il est intéressant de connaître le rapport entre la

circonférence du crâne et la circonférence du thorax chez le nouveau-né. La circonférence horizontale de la tête, c'est-à-dire celle passant par les bosses frontales et l'occiput, est supérieure de un à deux centimètres à celle de la poitrine prise avec un mètre ruban placé immédiatement au-dessous des aisselles. A la naissance, pour une taille moyenne de 0 m. 50, un poids moyen de 3 k. 250, la circonférence cranienne est de 34 cm. 1/2 ; la circonférence thoracique, 33 cm. Au cours de la croissance le volume de la tête diminue par rapport au périmètre thoracique, et à 3 ans, s'il n'y a pas au moins égalité entre les deux mesures, l'enfant doit être considéré comme ayant un thorax insuffisamment développé. La moyenne est : périmètre thoracique 0 m. 50, périmètre cranien 0 m. 48.

Glandes mammaires. — Au niveau du thorax, le nouveau-né présente des glandes mammaires. Quel que soit le sexe de l'enfant, ces glandes, au moment de la naissance, sont le siège d'un mouvement physiologique, véritable engorgement allant parfois jusqu'à la sécrétion lactée. Ce phénomène, qui peut paraître étrange, n'offre aucune gravité ; mais il doit être signalé, car si la nourrice ou la mère ne prennent pas certaines précautions, cet engorgement peut aboutir à l'abcès. Lorsqu'une montée laiteuse se produit chez le nouveau-né on doit, avant tout, éviter de vider la glande par une traite manuelle, qui est toujours brutale et dangereuse. Il faut tout simplement faire une compression légère de la région mammaire avec une bande de flanelle ou une bande velpeau.

Le ventre.

Le ventre est relativement développé chez le nouveau-né ; mais c'est une erreur de croire que tout nourrisson doit avoir un gros ventre. Le gros ventre est un indice du mauvais fonctionnement du tube digestif.

Au niveau de l'abdomen il est une région particulièrement importante : c'est l'*ombilic.* On appelle ombilic la cicatrice laissée par la section du cordon à la naissance ; cette cicatrisation est, en général, achevée du sixième au dixième jour.

La région ombilicale, peu résistante dans les premiers mois de la vie, peut être le siège d'une hernie, visible lorsque l'enfant crie ou tousse. Dans ce cas il est bon de lui faire porter une petite ceinture de caoutchouc ; mais on doit bien se garder de l'usage d'un bandage à pelote qui, par une pression continue, distend l'anneau ombilical et aggrave le mal au lieu de l'améliorer.

Les membres.

Les membres du nouveau-né et du nourrisson sont courts et grêles. Ce n'est qu'à la fin de la première année, quand l'enfant se servira activement des bras et des jambes, que les membres vont s'accroître.

Pendant quelques semaines, le nourrisson tend à garder les membres inférieurs en flexion. Cette attitude inquiète beaucoup de mamans, qui s'obstinent à emmailloter étroitement les petites jambes pour les maintenir dans une parfaite rectitude. Peine perdue d'ailleurs : aussitôt le maillot enlevé, notre tout petit reprend sa position favorite. Soyez sans crainte, il l'abandonnera bientôt spontanément, dans quelques semaines tout au plus.

En outre, les membres inférieurs présentent, surtout au niveau des jambes, une incurvation légère qui fait que les pieds sont un peu tournés en dedans. C'est une disposition normale dans les premiers mois, qui ne devient inquiétante que si elle se prolonge au delà du sixième.

Il faut encore se rappeler que les os, pendant la première année, sont mous et flexibles et, de plus, que les extrémités qu'on appelle épiphyses ne sont pas encore soudées au corps de l'os qu'on appelle diaphyse. Il en résulte les conséquences pratiques suivantes : on ne doit jamais appuyer un enfant sur ses jambes avant douze à treize mois; il faut éviter toute traction sur les membres, de crainte d'arracher l'épiphyse.

II

LES APPAREILS DE L'ENFANT

Appareil respiratoire.

A peine né l'enfant crie ; ce cri constitue le premier mouvement respiratoire. Jusqu'alors le poumon n'avait pas servi, car le sang arrivait tout hématosé (c'est-à-dire chargé d'oxygène) par l'organisme maternel. Avec le premier cri, l'air rentre dans les poumons qui se dilatent et viennent s'appuyer sur les parois thoraciques.

Le tout petit a une respiration essentiellement nazale ; or le nez est étroit, ainsi que le larynx, et la moindre obstruction des voies respiratoires supérieures va déterminer des troubles. C'est ainsi qu'un coryza peut entraver le développement du bébé en l'empêchant de téter.

La respiration du nouveau-né est très *irrégulière* ; on note fréquemment d'assez longues pauses qui, en général, suivent l'expiration. C'est comme si le tout petit manquait encore d'entraînement pour cette fonction nouvelle.

Les mouvements respiratoires doivent s'effectuer sans bruit, aussi bien pendant la veille que pendant le sommeil. Tout enfant qui fait du bruit en dormant a les voies respiratoires obstruées, soit par un coryza, soit par des végétations. L'un et l'autre peuvent entraver le développement du petit être.

Le nombre des mouvements respiratoires est plus grand chez l'enfant que chez l'adulte, et ces mouvements sont d'autant plus fréquents que l'enfant est plus près de la naissance. Tandis que l'adulte respire en moyenne 16 fois par minute, le nouveau-né respire 30 à 50 fois, et l'enfant de 6 mois 25 à 35 fois. La jeune maman qui découvre tout à coup cette respiration précipitée, comparativement à la sienne, ne doit pas s'alarmer.

Ce qu'il faut encore savoir, c'est que, chez le tout petit, l'activité des échanges respiratoires est considérable et que le poumon d'un bébé absorbe plus d'oxygène et exhale plus de gaz carbonique que celui de l'adulte.

On comprend alors aisément que si, pour se bien porter, l'adulte a besoin de vivre à l'air et de dormir dans une chambre bien ventilée, cela est encore beaucoup plus nécessaire pour l'enfant.

Appareil circulatoire.

Lorsque l'enfant commence à respirer, la circulation pulmonaire, qui jusqu'alors n'avait aucune raison d'être, s'établit.

Dès le premier cri, les poumons, en se déplissant, provoquent un appel de sang dans l'artère pulmonaire par l'intermédiaire de laquelle il gagne les capillaires pulmonaires où il est hématosé, c'est-à-dire où il fixe une certaine quantité d'oxygène ; puis il rejoint l'oreillette gauche par les veines pulmonaires. On sait que, de l'oreillette gauche, le sang gagne le ventricule gauche d'où part l'artère aorte. Par le système de l'aorte, le sang est distribué à tout l'organisme et est ramené au cœur par les veines caves (fig. 3).

A la naissance, le cœur du petit enfant est beaucoup plus développé relativement que celui de l'adulte, et il occupe la plus grande partie de la cage thoracique. Sa musculature est très importante et est en rapport avec l'effort considérable que cet organe doit accomplir pendant la croissance.

Le nombre des pulsations cardiaques est environ de 130 ou 140 par minute chez le nouveau-né; à deux ans, on compte encore 120 pulsations. Le pouls est donc beaucoup plus fréquent chez l'enfant que chez l'adulte, puisque, chez celui-

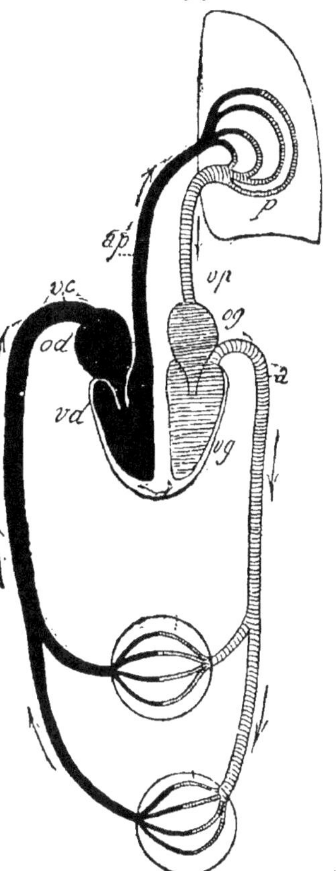

LÉGENDE :

V. d. Ventricule droit.
V. g.   —   gauche.
O. d. Oreillette droite.
O. g.   —   gauche.
A.   Artère aorte.
V. c. Veine cave.
A. p. Artère pulmonaire.
P.   Poumon.
V. p. Veine pulmonaire.

Fig. 3.

ci, le pouls ne bat qu'à 70 ou 80 pulsations par minute.

A aucun moment il ne faut se baser sur la rapidité

du pouls pour évaluer la température chez le petit enfant. Le thermomètre seul peut renseigner exactement.

Le Sang.

Le Sang, chez le nouveau-né, est particulièrement riche en globules rouges. C'est ce qui explique la teinte rouge de la peau dans les premiers jours de la vie.

Appareil digestif.

La digestion de l'enfant présente des particularités qui la différencient de celle de l'adulte.

L'enfant tette, et cet acte comprend deux temps : la succion et la déglutition.

Dans les mouvements de succion, le nourrisson clôt hermétiquement la bouche en appliquant énergiquement les lèvres sur le mamelon ou la tétine. Dans cette bouche close, la langue en se durcissant et en se rétractant vers sa base joue le rôle du piston dans un corps de pompe, de telle sorte que le lait se trouve aspiré. Après plusieurs succions, les joues se gonflent ; puis, quand la bouche est remplie, le bébé déglutit. L'enfant est capable de téter dès la naissance et le nouveau-né bien portant accomplit en général de 40 à 80 mouvements de succion à la minute, si bien qu'en 5 minutes environ il a pris la moitié de sa ration si la mère est bonne nourrice. Pendant la succion, la respiration se fait exclusivement par le nez. Il faut donc que les fosses nasales soient absolument libres ; toute obstruction est une entrave à l'alimentation.

Une autre particularité intéressante à signaler, c'est la sécheresse de la bouche chez le tout petit enfant. Avant 5 mois, la sécrétion salivaire est à peu près nulle ; ce n'est qu'à cet âge qu'elle augmente, et la salive devient si abondante qu'elle s'écoule hors de la bouche : le bébé bave. Quoi qu'il en soit, le rôle digestif de la salive est négligeable chez le nourrisson et n'a aucune action sur le lait, qui ne fait que traverser la bouche.

La bouche du nouveau-né est dépourvue de dents. Il est exceptionnel qu'un enfant naisse avec des dents. Les premières n'apparaissent en général qu'à 5 ou 6 mois chez le bébé normal, élevé au sein.

Cette dentition, dentition temporaire ou dentition de lait, qui comprend 20 dents, est achevée entre 24 et 30 mois. Nous aurons à revenir sur son développement. Dans la physiologie de l'enfant, l'apparition des dents est un fait important. Elle marque la période dans laquelle on peut commencer à substituer d'une manière progressive l'alimentation semi-liquide (bouillies et purées) et l'alimentation solide à l'alimentation exclusivement liquide des premiers mois.

L'apparition des dents joue également un rôle dans la pathologie de l'enfant et exige des soins et une hygiène buccale qui n'étaient pas nécessaires jusque-là.

De la bouche les aliments traversent le *pharynx*, dans lequel sont situées les amygdales et, par l'*œsophage*, arrivent à l'*estomac*. Il faut noter que l'ouverture de l'œsophage dans l'estomac se fait à plein canal chez le tout petit. Cette ouverture, ou *cardia*, ne présente pas la valvule de fermeture qui existe à un âge plus avancé. C'est pourquoi le nourrisson régurgite si aisément (fig. 4).

L'estomac de l'enfant a un volume restreint. C'est une notion dont il faut bien se pénétrer quand il s'agit de déterminer la ration d'un nourrisson. Il ne faut pas donner à ce petit estomac une surcharge qui le dilaterait ou le ferait déborder comme une bouteille trop pleine. Voici quelques chiffres qui donnent un aperçu de son volume :

Nouveau-né : 40 à 50 cm^3, c'est-à-dire 3 cuillerées à soupe.

1 mois : 60 à 70 cm^3.

3 mois : 100 cm^3, 1 verre à Bordeaux.

5 mois : 150 à 200 cm^2.

1 an : 200 à 250 cm^3, 1 grand verre de table.

2 ans : 350 cm^3, 1/2 bouteille.

Le lait arrivé dans l'estomac va subir une modification. Sous l'influence d'une diastase sécrétée par les glandes gastriques, et qu'on appelle présure ou lab-ferment, il se produit une coagulation de la caséine, qui va ainsi se séparer du sérum du lait : le *lait caille*, ainsi que vous l'entendez dire. Cette coagulation, qui se produit en 10 ou 15 minutes, est différente

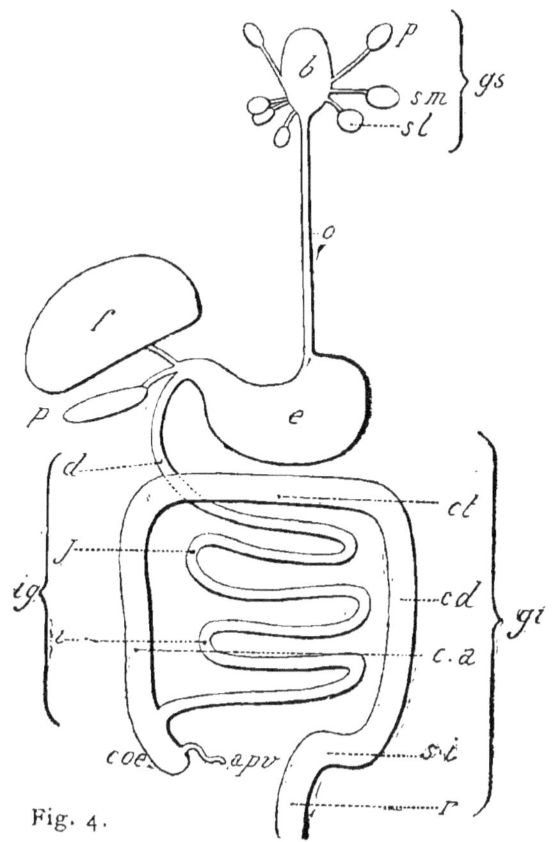

Fig. 4.

LÉGENDE :

G. s. Glandes salivaires.
B. Bouche.
E. Estomac.
D. Duodénum.
I. Intestin grèle.
C. o. e. Coecum.
A. Appendice.

C. a. Colon ascendant.
C. t. — transverse.
C. d. — descendant.
R. Rectum.
F. Foie.
P. Pancréas.

selon qu'il s'agit de lait de femme ou de lait de vache. Tandis que les caillots sont très ténus s'il s'agit du lait de femme, ils sont gros s'il s'agit du lait de vache.

Lorsque le lait est transformé en caillots, il est ensuite modifié par la pepsine, qui est un autre ferment sécrété par les glandes gastriques; et, après un séjour d'une demi-heure dans l'estomac, le lait de femme absorbé doit être redevenu liquide, tandis qu'on retrouve encore des caillots trois quarts d'heure ou une heure après l'absorption s'il s'agit du lait de vache.

L'estomac du tout petit est fait, ne l'oublions pas, pour digérer le lait de femme et non le lait de vache.

Ce n'est qu'à la fin de la seconde année que la sécrétion gastrique se modifie et devient analogue à celle de l'adulte.

L'intestin, chez le nouveau-né, a une longueur qui représente environ 6 fois celle de son corps : il est proportionnellement plus long que celui de l'adulte. Il présente de nombreuses flexuosités, à cause du petit développement du bassin.

A l'intestin sont annexées deux glandes dont les sécrétions vont contribuer à la digestion intestinale : ces glandes sont le foie, et le pancréas.

Le foie, volumineux chez le nourrisson, dépasse le bord inférieur de la cage thoracique et ses dimensions contribuent au développement important de l'abdomen Il faut éviter, en comprimant le ventre du bébé, de léser le foie, qui est un organe fragile.

L'enfant apporte en naissant une réserve de fer qui est localisée dans le foie ; ce fer doit subvenir aux besoins du nourrisson pendant les premiers mois de sa vie, alors que l'alimentation lactée à laquelle il est soumis est dépourvue de cet élément.

C'est sous l'action de la bile sécrétée par le foie, du suc intestinal sécrété par les glandes de l'intestin, du suc pancréatique sécrété par le pancréas, que va s'accomplir la digestion intestinale.

Digestion intestinale. — Le lait, nous l'avons vu, est modifié par l'estomac et l'ensemble des produits ainsi formé s'appelle le chyme. Ce chyme, sous l'influence des divers sucs que nous venons de citer, va subir dans l'intestin des transformations chimiques pour devenir le chyle. Au fur et à mesure de la traversée intestinale, le chyle devient de moins en moins riche en substances alimentaires, qui sont absorbées et assimilées au niveau de la muqueuse intestinale. Il arrive enfin dans le gros intestin, où il prend les caractères des matières fécales.

La traversée intestinale s'accomplit en 6 heures chez le nourrisson élevé au sein. En tenant compte de la traversée gastrique, cela fait de 6 à 8 heures pour la traversée digestive totale. Celle-ci, un peu plus lente chez l'enfant élevé au biberon, s'accomplit en 7 à 9 heures.

Les selles du nourrisson. — Dès les premières heures qui suivent sa naissance. entre la sixième et la dixième généralement, le nouveau-né rejette par l'anus une substance molle, pâteuse, inodore, noirâtre ou verdâtre et qu'on appelle le *meconium*. Ce méconium est 'ormé par un mélange de bile, de mucus intestinal et de fragments desquammés de la muqueuse.

Au bout de trois jours environ, tout le méconium est expulsé et dès lors apparaissent les matières fécales, résidu normal de l'alimentation.

Lorsque l'enfant est nourri au lait de femme, il a en moyenne, dans les premiers mois, trois à quatre selles par 24 heures, puis deux à trois selles dans les mois suivants.

La défécation du nourrisson est un acte purement réflexe. Ce n'est que vers six mois, en général, que l'on peut habituer l'enfant à avoir des selles à heures fixes, permettant d éviter la souillure des langes. C'est une habitude que l'on doit faire contracter le plus tôt possible à l'enfant; et cela est très aisé si on y met de la patience et de la ténacité. Il suffit de présenter chaque jour aux mêmes heures l'enfant sur le vase Il comprend rapidement ce qu'on lui demande et, chez un enfant de 5 à 6 mois, le dressage peut être lait en quinze jours à trois semaines.

Les selles d'un tout petit élevé au sein sont demi-molles, homogènes, d'une belle coloration jaune d'or. Leur odeur est fade, rappelant celle du lait aigri. Lorsque les matières sont abandonnées à l'air pendant quelques heures, par suite de modifications chimiques, le jaune s'altère et devient verdâtre.

Très différentes sont les selles d'un nourrisson élevé au biberon. Moins fréquentes, elles sont plus abondantes, plus dures, moins jaunes et plus odorantes. Elles deviennent grisâtres lorsqu'elles sont abandonnées à l'air.

Appareils excréteurs.

La peau. — La peau est un important appareil d'excrétion et nous devons l'étudier à ce point de vue.

La peau du bébé bien portant repose sur une épaisse couche de graisse.

La sécrétion sébacée. — La sécrétion sébacée est très abondante. C'est au niveau de la tête que cette sécrétion est particulièrement importante dans la première année. Tout le monde a vu des enfants tout petits qui, sur le front, sur le nez, présentent une multitude de petits grains très fins de coloration jaune. Chacun des grains correspond à l'orifice d'une glande sébacée dont le produit ne s'élimine pas. Cela n'est pas très joli, et la maman est toute désolée de voir le pauvre bébé ainsi défiguré. Qu'elle se rassure; de fréquents lavages avec une eau chaude à 40° ou 50° contenant une pincée de borate de soude, et ces vilains points jaunes auront vite disparu.

Le cuir chevelu des bébés se couvre également, et pour les mêmes raisons, d'une calotte jaune et grasse que les nourrices appellent le chapeau. Cet enduit croûteux n'est autre qu'un dépôt de matière sébacée; on aura raison de cet inconvénient par des savonnages quotidiens et des lotions boratées.

Glandes sudoripares. — Contrairement aux glandes sébacées, ces glandes sont peu développées chez l'enfant et la peau du nouveau-né est sèche, si bien que dans les premières semaines l'enfant desquame et le duvet qui recouvrait le tégument à la naissance tombe.

Ce qu'il faut retenir encore, c'est que la couche cornée protectrice de l'épiderme est très mince chez le petit enfant et les microbes, toujours nombreux à la surface cutanée, s'empressent, à la moindre érosion, de pénétrer dans la profondeur pour y déterminer une infection qui, dans certains cas, peut se généraliser. On sait avec quelle facilité le petit enfant fait de l'*impétigo*, qu'on appelle ordinairement *gourme*.

Le rein. — Le rein de l'enfant commence à fonctionner dès sa naissance, et dès le premier jour le nouveau-né élimine trois fois 9 à 10 cm^3 d'urine ; en tout 1/2 douzaine de cuillerées à café.

La vessie du tout petit a un volume comparativement très inférieur à celle de l'adulte : c'est pourquoi le bébé urine si fréquemment.

Il faut faire très attention à la quantité et à la qualité des urines évacuées par le nourrisson.

Les urines. — Tant que l'enfant est nourri au sein et que le lait constitue pour lui l'aliment exclusif, les urines restent claires, incolores et de faible densité. Elles sont neutres et ne rougissent pas le papier bleu de tournesol.

La quantité d'urine éliminée est énorme comparativement au poids du bébé. Dans les premiers mois, un tout petit urine environ 20 fois par jour et, dans les 24 heures, il élimine 300 à 500 grammes d'urine (1/2 litre). Pour l'enfant élevé au sein, si les urines viennent à diminuer, on doit, à moins qu'il ne présente un peu de diarrhée, soupçonner une insuffisance de sécrétion lactée et peser attentivement chaque tétée.

A mesure que l'enfant grandit, la capacité vésicale augmente et il urine moins fréquemment. Vers 12 ou 15 mois il n'urine plus que 8 à 10 fois par 24 heures ; en mettant l'enfant sur le vase vers minuit, on peut éviter la souillure des draps.

A 2 ans un enfant normal bien dressé doit être propre. Faire pipi au lit la nuit n'est plus pour lui qu'un accident.

III

SYSTÈME NERVEUX

Le système nerveux est très rudimentaire chez le nouveau-né.

Le cerveau.

Le cerveau, bien que volumineux par rapport au poids de l'enfant, n'a pas encore achevé son développement.

Le cervelet.

Le cervelet, comparativement au cerveau, est beaucoup plus petit que celui de l'adulte. Ceci nous explique en partie l'incoordination des mouvements chez le tout petit.

La moelle.

La moelle est plus avancée dans son développement que le cerveau. Aussi les premiers mouvements du nouveau-né sont ils tous involontaires et automatiques : flexion et extension des membres par exemple.

Tous les mouvements réflexes, c'est-à-dire ceux qui s'accomplissent sans le contrôle de la volonté, sont très vifs dès les premiers jours chez le nourrisson.

Ce n'est que vers le troisième mois qu'apparaissent les premiers mouvements volontaires, lorsque l'enfant commence, à l'aide des sens, à recueillir des perceptions extérieures.

Le premier des mouvements volontaires est la rectitude de la tête ; ce mouvement n'atteint sa perfection qu'à la fin de la première année. C'est l'âge auquel l'enfant est également capable d'accomplir une série de mouvements musculaires ; c'est l'âge auquel il marche.

IV

LA TEMPÉRATURE

Le nouveau-né et l'enfant jusqu'à deux ou trois mois se trouvent, au point de vue thermique, intermédiaires entre l'animal à sang chaud et l'animal à sang froid, c'est-à-dire qu'ils sont sensibles aux variations de la température ambiante et que leur propre température est variable avec celle-ci. Le tout petit lutte très difficilement contre le refroidissement; d'où les conséquences pratiques suivantes : on doit le maintenir dans une chambre bien chauffée en hiver et éviter la grande chaleur solaire en été; on doit toujours vêtir l'enfant chaudement, de préférence avec des vêtements de laine l'isolant des variations de la température extérieure.

La température du nouveau-né varie avec les cris, avec le sommeil et avec les repas ; la température du soir est toujours plus élevée que celle du matin.

La température normale d'un tout petit est de $37°,5$, avec des variations de 4 ou 5 dixièmes de degré dans les conditions que nous venons d'indiquer. Au point de vue pratique, il faut retenir que, seul, le thermomètre placé dans le rectum, et pendant 4 minutes au moins, est capable de renseigner sur la température d'un bébé. Le pouls, nous l'avons vu, est rapide et variable; la peau se refroidit très facilement quand on la découvre. Le thermomètre seul donne une certitude.

LIVRE II

LE DÉVELOPPEMENT
DANS LA PREMIÈRE ANNÉE

Sommaire :

I. — Croissance en poids : Augmentation du poids. La courbe
évolutive. — La balance, la pesée. — Poids à la naissance, chute
normale du poids dans les premiers jours de la vie, réascension
de la courbe. — Courbe schématique.

II. — Croissance en taille : Comment mesure-t-on un enfant, taille
à la naissance, évolution de la taille. — Influence de l'alimentation
sur la croissance staturale.

III. — La dentition : Ordre de l'apparition des dents : La première
dent. — Incidents et accidents de la dentition. — Que faut-il faire
pour éviter au bébé les douleurs de la dentition.

IV. — La marche : Les premiers pas. — Doit-on apprendre à un
enfant à marcher.

V. — Développement des organes des sens : Tact, ouïe, vue, goût
et odorat.

VI. — Le développement de l'intelligence : Les premiers mots.

C'est dans la première année de la vie que l'enfant
se modifie le plus. Comparez le nouveau-né, ce petit
être fragile, sans moyens de défense, cette petite chose

inconsciente, incapable d'activité personnelle, au bébé de un an, essayant ses premiers pas, reconnaissant ceux qui l'entourent, sachant dire quelques mots, capable déjà d'exprimer, tout au moins par le geste, une volonté ou un désir ; comparez le poids, comparez la taille et voyez quel travail physiologique dépensé, quel progrès immense accompli depuis la naissance !

Bien plus, le développement au cours de la première année va influer sur le développement du petit être pendant l'enfance et, par là même, sur le développement de l'individu. Veillez donc sur la santé de votre tout petit, jeune maman, car telle faute que vous commettrez contre l'hygiène pendant les premiers mois sera payée plus tard, et le bébé chétif deviendra plus difficilement un bel enfant et un adulte vigoureux.

Donc, à peine né, bébé commence à se transformer et chaque jour amènera un changement nouveau.

Ce qui caractérise avant tout la physiologie du petit enfant, c'est la *croissance* : croissance en poids et croissance en taille, d'autant plus accentuées que la naissance est plus proche.

I

CROISSANCE EN POIDS

La courbe évolutive.

Lorsque l'enfant vient de naître, aussitôt la toilette faite et avant de le vêtir, on le met sur la balance.

La balance est un instrument indispensable à la maman attentive, non seulement pour surveiller l'accroissement de son nourrisson, mais encore, ainsi que nous le verrons, pour doser les tétées et régler l'alimentation.

Différents modèles sont vendus dans le commerce sous le nom de *pèse-bébé*. Le plus commun est une balance à plateaux, l'un d'eux étant remplacé par une corbeille d'osier destinée à recevoir l'enfant. Cette balance, qui doit être sensible au gramme, peut, suivant sa puissance, peser jusqu'à 10 ou 20 kilos (fig. 5).

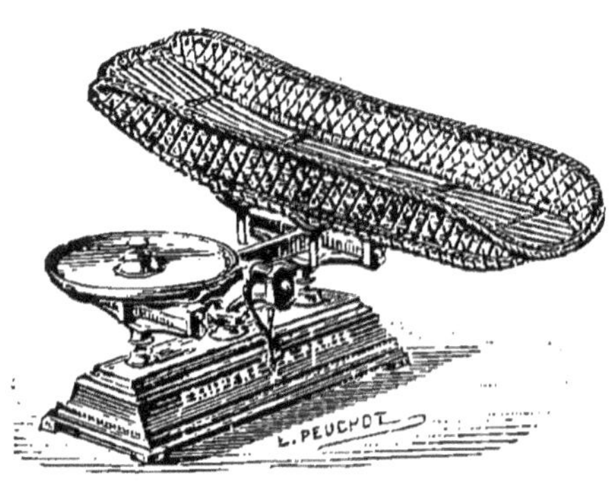

Fig. 5.

La technique de la pesée est la suivante : la balance étant préparée à l'avance, un lange chaud est placé dans la corbeille ; on fait la tare avec un poids de cuivre contenant de la grenaille de plomb. L'enfant est placé nu dans le langé et on fait l'équilibre avec des poids marqués.

Un autre modèle est une adaptation de la balance romaine : elle est connue sous le nom de : *balance de Wallich*. Un hamac, destiné à recevoir l'enfant, est suspendu au fléau. On pèse un lange chaud et on note le chiffre p. On place le bébé sur le lange, on fait une nouvelle pesée et on note le chiffre P. Le poids

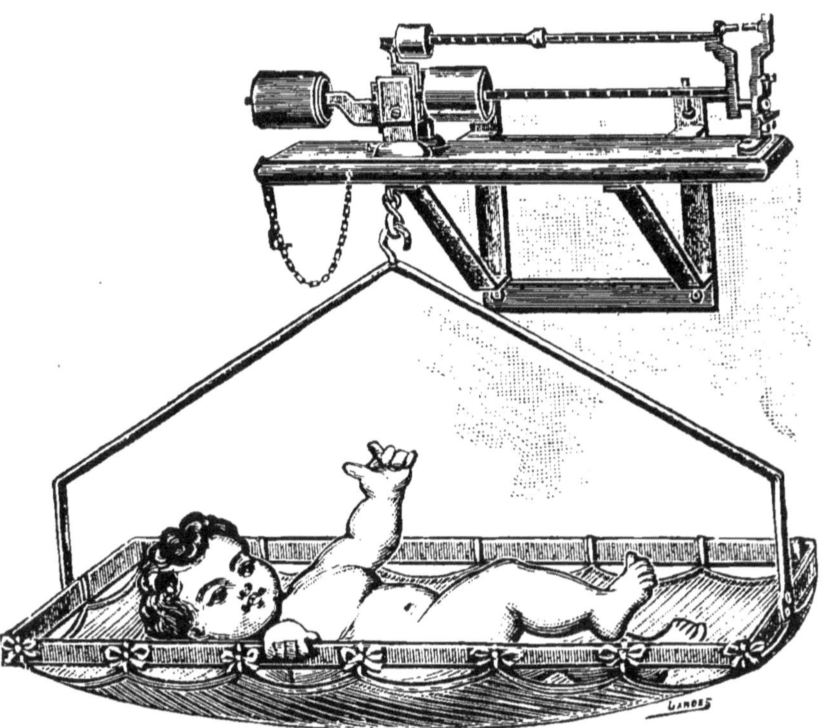

Fig. 6.

de l'enfant sera obtenu en retranchant le poids du lange du poids de la seconde pesée:

$$P - p = \text{Poids de l'enfant (fig. 6).}$$

L'enfant doit être pesé à la même heure et dans les mêmes conditions, à jeun de préférence et nu, pour que les résultats soient comparables.

Pendant le premier mois, la pesée sera *quotidienne*. A partir du second mois, la pesée sera *hebdomadaire* jusqu'à la fin de la première année. Chaque pesée doit être inscrite ou, mieux, enregistrée sur une feuille de pesée. On en trouve de toutes préparées dans le commerce, mais il est aisé d'en établir une sur du papier quadrillé.

On porte sur une ligne verticale les poids et sur une ligne horizontale les jours; on relie les différents points ainsi obtenus par une ligne continue qui est la *courbe de poids.*

Poids à la naissance.

A la naissance, le poids moyen d'un enfant est de 3.000 grammes. Il y a des enfants qui pèsent moins : ce sont des enfants petits. Au-dessous de 2.000 grammes, l'enfant peut être qualifié de débile.

Certains nouveau-nés au contraire ont un poids supérieur à 3.000 grammes. Nombreux sont ceux qui pèsent 3.25- ou 3.500 grammes. Beaucoup, surtout lorsque la maman à déjà eu deux ou trois bébés, atteignent 3.800 ou 4.000. Plus rares enfin sont ceux qui pèsent 4.500 ou 5.000 grammes. Au-dessus de 5.000, le poids est anormal.

Chute normale du poids dans les premiers jours de la vie.

Dans les jours qui suivent la naissance, le poids de bébé va diminuer, et c'est une constatation qui alarme toujours une jeune maman non prévenue. Bébé maigrit ! Est-il donc malade ? Non, cette chute de poids est normale et s'explique aisément. L'enfant ne tette pas encore ou tette peu, car la sécrétion lactée, surtout si la jeune femme est à sa première maternité, est lente à s'établir. En outre, le nouveau-né évacue une quantité abondante d'urine et rejette par le rectum le méconium.

La perte de poids le premier jour est toujours plus forte que le jour suivant. Le troisième ou le quatrième jour de la vie, voici donc l'enfant qui pèse 100, 200 et même parfois 300 grammes de moins qu'à sa naissance ; plus l'enfant est lourd, plus cette perte est accusée (fig. 7).

Réascension de la courbe de poids.

Mais au quatrième jour le poids va augmenter et la courbe reprendra son allure ascendante, si bien que, du dixième au douzième jour, l'enfant aura regagné son poids de naissance. Ceci est exact lorsque tout va très bien et sera la règle pour le deuxième ou troisième enfant d'une mère bonne nourrice. Mais souvent, à la première maternité, la sécrétion lactée est plus lente à s'établir et bébé ne reprendra le poids de sa naissance qu'au quinzième ou même au vingtième jour. Ceci n'a d'ailleurs rien d'alarmant.

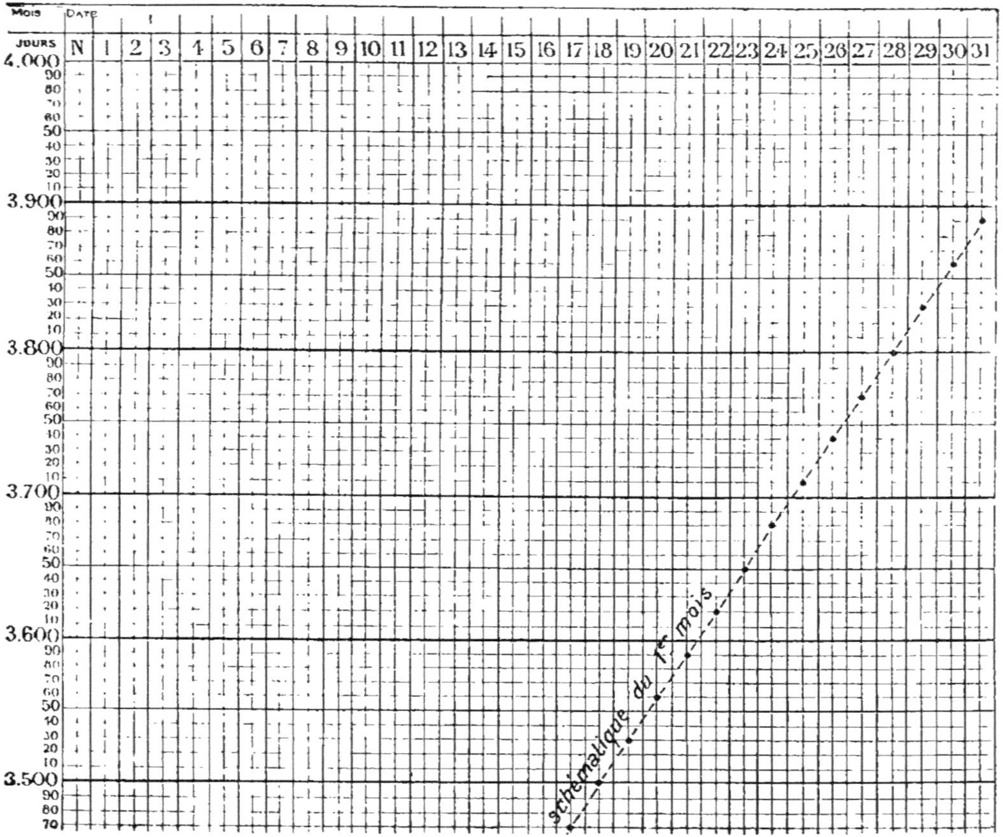

MOIS
DATE
JOURS
N 1 2 3 4 5 6 7 8 9 10 11 12 13 14 15 16 17 18 19 20 21 22 23 24 25 26 27 28 29 30 31
4.000
3.900
3.800
3.700
3.600
3.500
schématique du 1er mois

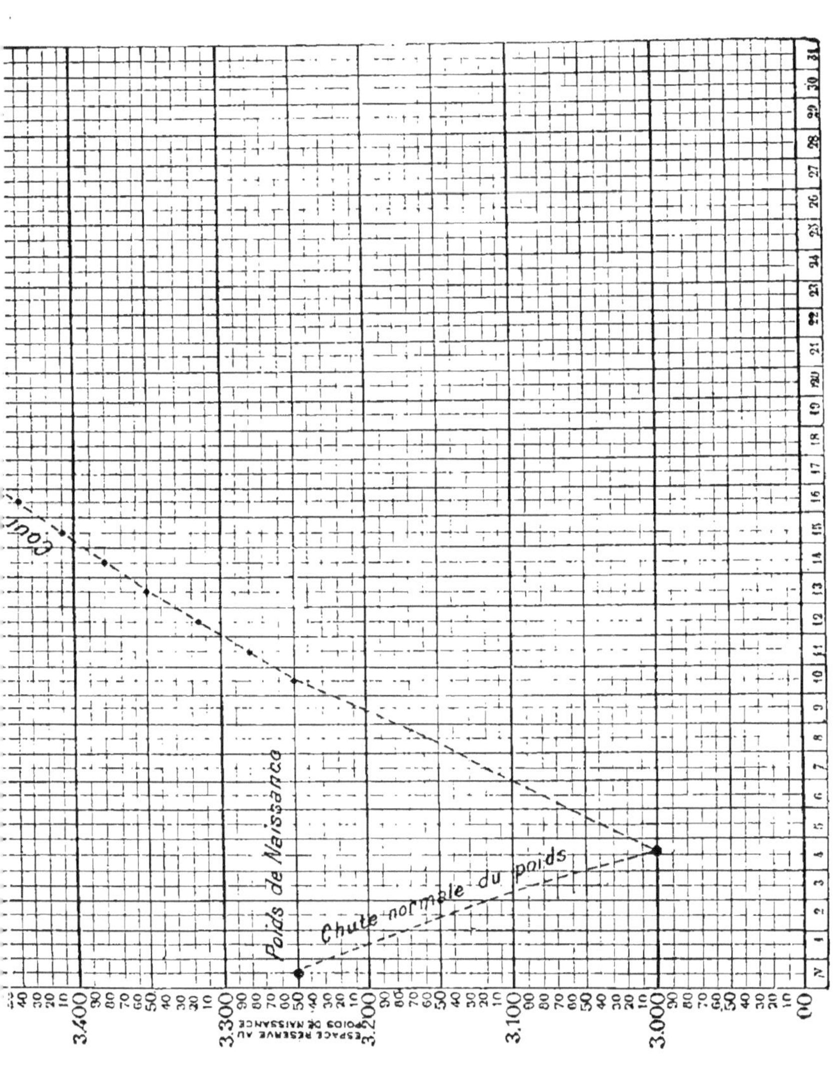

Fig. 7. — Courbe de poids.

Dès lors si l'enfant est bien portant, le lait de bonne qualité, l'alimentation bien réglée, la courbe va demeurer régulièrement ascendante.

Pendant le premier mois, le gain quotidien moyen est de 30 à 35 grammes. Jusqu'au cinquième mois, l'enfant normal augmente de 20 à 30 grammes par jour.

A partir du cinquième mois, le gain quotidien ne sera plus que de 15 à 20 grammes.

Au huitième mois, l'enfant augmente chaque jour de 12 à 15 grammes.

Le gain diminue donc au fur et à mesure que l'enfant croît en âge. Un enfant moyen en naissant peut avoir doublé en 4 mois son poids de naissance. Pesant 3.000 grammes, par exemple, à la naissance, il en pèsera 6.000 à 4 mois.

Plus gros, il ne doublera qu'à 5 ou 6 mois son poids de naissance.

Très souvent un enfant dont la croissance se fait normalement a triplé son poids originel à un an.

Poids à la naissance : P.
   »   4 mois   : $P \times 2$.
   »   12 mois   : $P \times 3$.

Voici (fig. 8) une courbe de poids schématique d'un enfant moyen pendant la première année. Mais gardez-vous bien, petites mamans, de vous hypnotiser devant cette courbe. Votre bébé peut, en étant fort

bien portant, avoir un poids supérieur ou inférieur.
Regardez, pour vous en assurer, ce graphique (fig. 9
d'un garçon pesant 3.520 grammes à la naissance. A
un an ce bébé pesait 10 k. 100, ce qui est un beau
poids puisqu'il est supérieur de 1 k. 100 au poids dit
moyen, et cependant cette courbe présente quelques
accrocs. Chacun d'eux trouve son explication dans
l'observation prise au jour le jour. Vous trouvez
d'abord la chute de poids qui correspond à la chute
normale des premiers jours de la vie. Puis pendant
deux semaines un accroissement insuffisant. Pourquoi? L'enfant est vigoureux et ne demande qu'à
pousser, mais la sécrétion lactée s'établit très lentement (la maman est à sa première maternité), si bien
que notre poupon ne reprend son poids de naissance
qu'à la fin de la troisième semaine. Au bout de trois
semaines, le voici qui augmente normalement de 150 à
200 grammes par semaine. C'est très bien. De la 17e à
la 18e semaine, aucune augmentation de poids et même
une diminution de 20 grammes.

Pourquoi? Nous sommes fin juillet, à Paris : la
maman devient moins bonne nourrice et bébé est
obligé de prendre chaque jour un biberon de lait stérilisé. Après l'ingestion de l'un d'eux, apparaissent
quelques troubles digestifs qui régressent rapidement
parce que la mère et l'enfant partent à la campagne et
que le lait maternel redevient abondant Dès lors
ascension continue : et au cours de la 24e semaine la

DATES

SEMAINES | N | 1 2 3 4 5 6 7 8 9 10 11 12 13 14 15 16 17 18 19 20 21 22 23 24 25 26 27 28 29 30 31 32 33 34 35 36 37 38 39 40 41 42 43 44 45 46 47 48 49 50 51 52

10.000
900
800
700
600
9.500
400
300
200
100
9.000
900
800
700
600
8.500
400
300
200
100
8.000
900
800
700
600
7.500
400
300
200
100
7.000
900
800
700
600
6.500
400
300
200

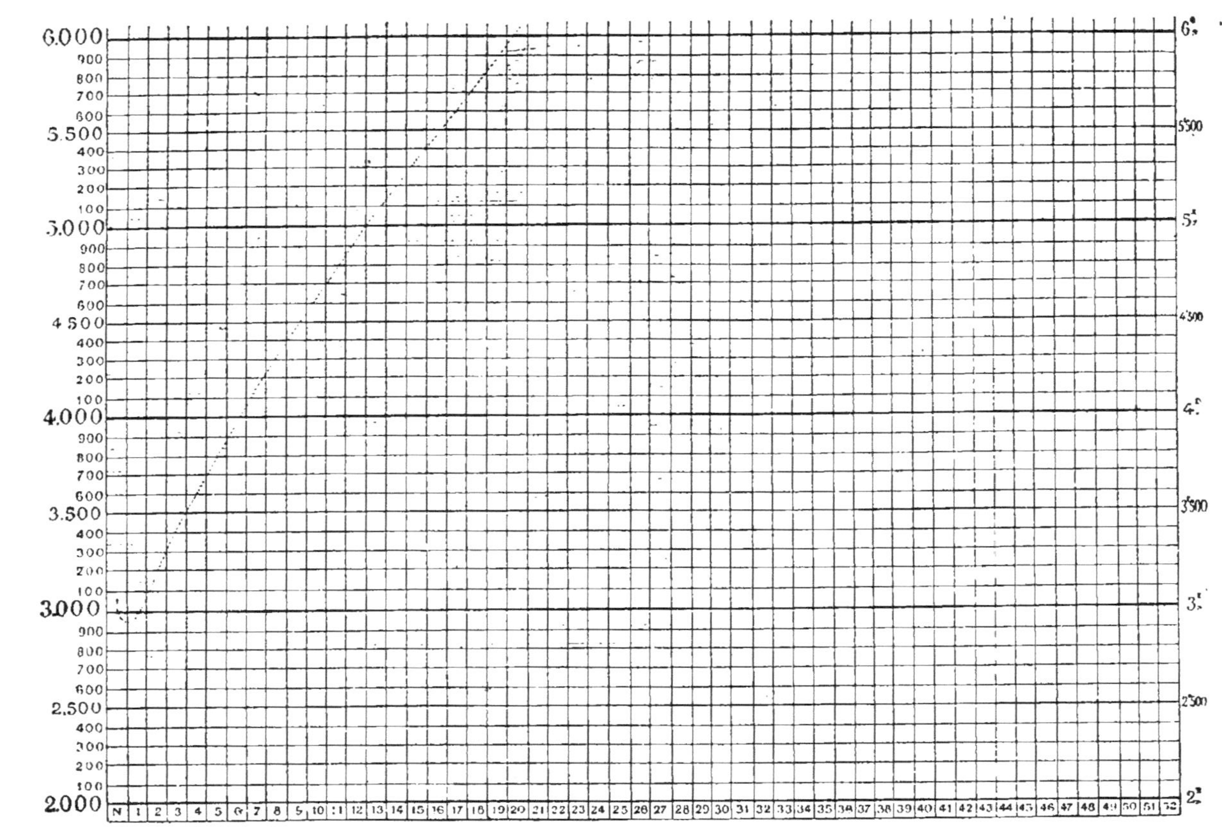

Fig. 8. — Courbe de poids pendant la première année.

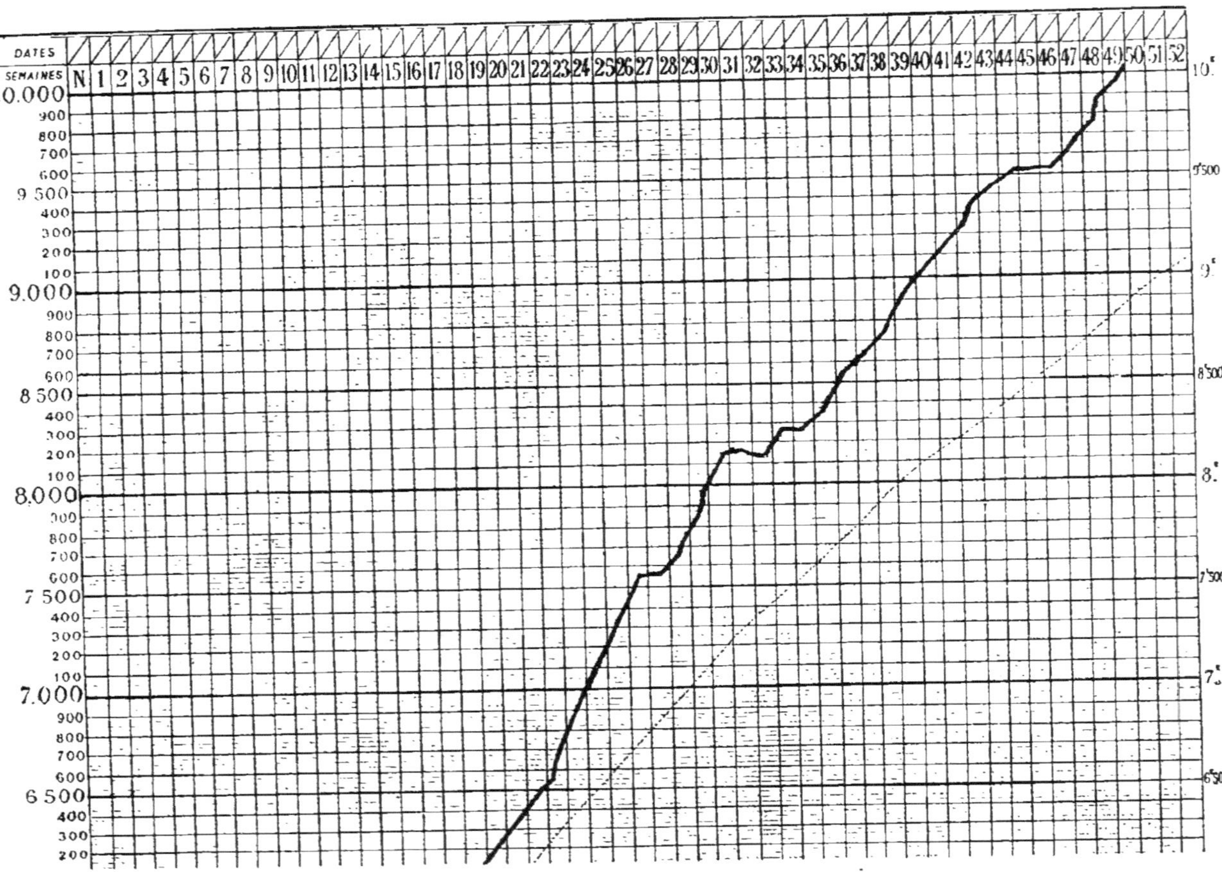

DATES
SEMAINES
N 1 2 3 4 5 6 7 8 9 10 11 12 13 14 15 16 17 18 19 20 21 22 23 24 25 26 27 28 29 30 31 32 33 34 35 36 37 38 39 40 41 42 43 44 45 46 47 48 49 50 51 52
10.000
900
800
700
600
9.500
400
300
200
100
9.000
900
800
700
600
8.500
400
300
200
100
8.000
900
800
700
600
7.500
400
300
200
100
7.000
900
800
700
600
6.500
400
300
200

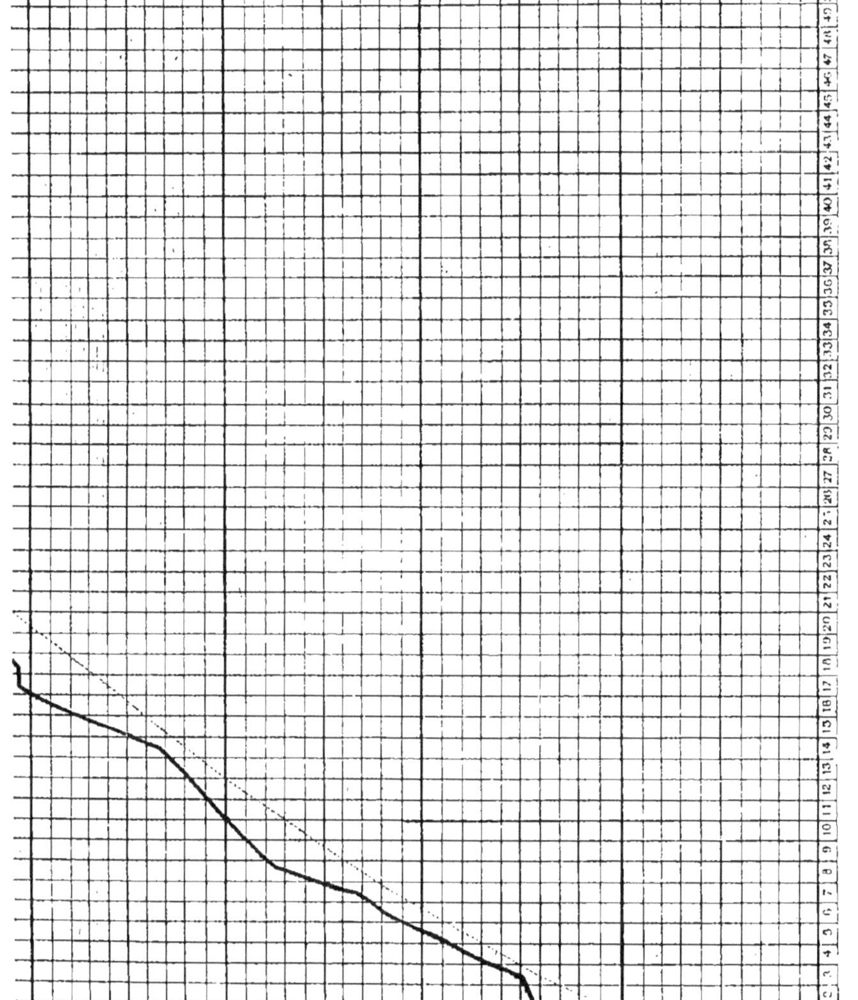

Fig. 9.

première dent apparaît sans aucun trouble et sans douleur.

Puis, tout à coup, à la 30ᵉ semaine, la courbe cesse d'être ascendante. On note même une chute de poids entre la 31ᵉ et la 32ᵉ semaine. La mère est fatiguée, la sécrétion lactée diminue et à la 34ᵉ semaine notre poupon est sevré brusquement, car sa maman a un érysipèle et en 48 heures la sécrétion lactée est brusquement tarie.

Mais l'enfant a près de 9 mois et le sevrage se passe sans incidents, puisque vous voyez la courbe reprendre une allure ascendante, un allaitement artificiel bien compris ayant été appliqué.

Nouvel accroc à signaler à l'apparition de la 5ᵉ et de la 6ᵉ dent : une chute nouvelle due à de légers troubles digestifs. Tout ceci n'empêche pas le petit bonhomme d'atteindre, à un an, 10 k. 100.

Si j'ai détaillé cette courbe, c'est dans le but de montrer qu'il n'y a aucune raison de s'affoler pour une chute passagère du poids. Il suffit simplement d'en rechercher la cause et d'y remédier immédiatement. C'est aussi pour convaincre de la nécessité de la pesée fréquente, qui seule permettra de dépister l'arrêt de développement de l'enfant dès les premiers symptômes.

N'exigez pas non plus que votre bébé soit toujours au-dessus de la courbe schématique, ou soit très au-dessus. Il y a différents types d'individus et, si le père et la mère sont de petite taille, on ne peut exiger que le poupon ait une courbe semblable à celle d'un enfant dont le père a 1 m. 80 et la mère 1 m. 70.

Voici, pour le démontrer, la courbe de deux petites sœurs dont l'une, actuellement âgée de 8 ans, n'a jamais eu d'autre maladie qu'une rougeole et une coqueluche dont elle s'est très bien tirée.

L'autre a 4 ans et suit l'exemple de sa grande sœur. Toutes les deux ont une courbe superposable très voisine de la courbe schématique, tantôt au-dessus, tantôt au-dessous.

	Denise	Anne
Poids de naissance :	3 k. 250	3 k. 250
Un mois	3 k. 400	3 k. 450
Deux mois	4 k. 100	4 k. 100
Trois mois	5 k. 200	5 k. 400
Quatre mois	5 k. 800	6 k.
Cinq mois	6 k. 500	6 k. 500
Six mois	7 k. 200	7 k.
Sept mois	7 k. 500	7 k. 400
Huit mois	7 k. 800	7 k. 800
Neuf mois	8 k.	8 k. 100
Dix mois	8 k. 100	8 k. 200
Onze mois	8 k. 250	8 k. 250
Douze mois	8 k. 500	8 k. 400

En résumé, il ne faut pas attacher trop d'importance aux chiffres. Ce qu'il faut simplement retenir, c'est ceci :

Un enfant dont la courbe de poids est régulièrement ascendante est un enfant bien portant.

Un enfant dont le poids n'augmente pas ou augmente d'une façon irrégulière est un enfant mal nourri ou malade.

Un enfant dont le poids augmente trop est un suralimenté.

Méfiez-vous de l'enfant trop gras, la gastro-entérite le guette maintenant, et plus tard l'arthritisme.

II

CROISSANCE EN TAILLE

L'évolution de la taille n'est pas moins intéressante à suivre chez l'enfant que l'évolution du poids.

Comment mesure-t-on un enfant? Mesurer un enfant est une opération un peu plus délicate que de le peser. On y arrive néanmoins facilement par un procédé très simple.

Sur une surface plane. une table par exemple, on couche l'enfant en le tenant immobile et les jambes bien allongées. On place verticalement un gros livre à l'extrémité de la tête, un autre que l'on maintient vertical appuyé contre les talons. On a soin de s'assurer que les deux livres forment bien avec la surface de la table un angle droit. On enlève l'enfant et on mesure avec un mètre ruban la distance comprise entre les deux

livres. Il existe dans le commerce une toise horizontale connue sous le nom de toise de Wallich. Elle se
compose de deux plaquettes portant chacune un volet
articulé de façon à pouvoir s'appliquer sur la plaquette
ou se mettre perpendiculairement à celle-ci. L'une
d'elles porte à sa partie supérieure une encoche munie
d'un crochet auquel peut se fixer l'anneau d'un mètre à
ruban; l'autre porte une encoche analogue dans
laquelle passe le ruban du mètre.

Pour mesurer l'enfant, on le couche sur une table
comme précédemment, on place une plaquette contre
la tête, l'autre contre les talons et on lit sur le mètre la
longueur du mètre.

Taille à la naissance.

Le nouveau-né normal et bien développé mesure
o m. 50 : cette taille n'a rien d'absolu et peut varier de
deux à trois centimètres en plus ou en moins suivant
les sujets. Toutes choses égales d'ailleurs, la fille est
en général plus petite que le garçon.

Évolution de la taille.

Dans les premiers jours, la taille augmente rapidement et dès le dixième jour l'enfant a grandi de 1 cm. 1/2
ou 2 cm., alors que le poids a diminué ou a à peine
repris le chiffre de la naissance.

Il y a donc dissociation physiologique de la croissance du poids et de la taille.

L'enfant gagne environ 4 cm. le premier mois,
3 cm. 1/2 le second, 2 cm. 1/2 le troisième, 3 cm. le

quatrième, 1/2 cm. le cinquième, etc., si bien que, dans le cours de la première année, l'enfant grandit de 20 cm. Sur ces 20 cm., la moitié, soit 10 cm., sont gagnés dans les 3 premiers mois (fig. 10).

Dans la seconde année l'enfant n'augmente plus que de 10 cm. environ, et de 7 seulement au cours de la troisième.

Influence de l'alimentation sur la croissance staturale.

C'est dans la première année que la croissance staturale atteint son maximum. Or cette croissance demande au petit organisme un effort considérable. Il est nécessaire de lui fournir tous les moyens pour l'accomplir. Il est démontré que l'enfant bien alimenté grandit plus qu'un enfant dont l'alimentation est mal réglée; et, pour une alimentation bien réglée, l'enfant au sein a une croissance plus active que l'enfant au biberon.

Une étude a été faite à ce sujet dans un hôpital parisien par le Dr Roger Simon.

En considérant que la taille moyenne de la femme en France est de 1 m. 55, on peut diviser les femmes en grandes et petites. Le résultat a donné les chiffres suivants :

	Biberon	Sein
Grandes :	45 %..................................	64 %
Petites :	54 %..................................	35 %

Bien plus, la durée de l'allaitement au sein a son

TABLE DE LA TAILLE & DU POIDS
d'un enfant moyen (français)

AGE	POIDS en grammes	TAILLE en centimètres
Nouveau-né	3.000	50
1 mois	3.750	54
2	4.500	57
3	5.250	60
4	5.950	62
5	6.550	64
6	7.100	65
7	7.600	66
8	8 000	67
9	8 350	68
10	8.650	69
11	8.950	70
12	9.200	71
13	9.450	
14	9 650	
15	9.850	
16	10.050	
17	10.250	
18	10.450	
19	10.650	
20	10.850	
21	11.050	
22	11.200	
23	11.350	
24	11.500	80

TABLE DE LA TAILLE & DU POIDS
d'un enfant moyen (États-Unis)

AGE	GARÇON		FILLE	
	POIDS en grammes	TAILLE en centimètres	POIDS en grammes	TAILLE en centimètres
Nouveau-né	3.202	52	3.247	52
3 mois	5.896	60		
6	8.164	67	7.597	66
7	8.675	69	7.880	67
8	8.958	70	8.278	69
9	9.242	71	8.675	70
10	9.468	72	8.845	71
11	9.695	74	9 128	72
12	9.922	75	9.412	73
13	10.376	76	9.525	75
14	10.432	77	9.809	75
15	10 716	78	9.922	76
16	10.943	79	10.262	77
17	11.050	80	10.376	78
18	11.169	81	10.602	79
19	11.566	82	10.773	80
20	11.680	83	10.943	81
21	11.900	83	11.226	82
22	12.190	84	11.453	82
23	12.247	85	11.623	83
24	12.300	86	11.793	85

Fig. 10.

importance. Les chiffres les plus forts, 81 à 86 °/₀ de femmes grandes, se trouvent fournis par les femmes ayant été allaitées au sein plus de 6 mois et moins de 13 mois. Si l'allaitement est prolongé au delà de la première année, la proportion diminue et le chiffre des femmes grandes retombe à 62 °/₀, car l'allaitement exclusif au delà de 12 mois n'est plus le mode d'alimentation le plus favorable au développement de l'enfant.

La majorité des enfants élevés au sein donne des adultes bien développés ; la proportion est inverse chez les enfants nourris au biberon, car non seulement l'allaitement artificiel est toujours plus difficile à diriger que l'allaitement maternel, mais encore il n'apporte pas à l'enfant toutes les substances nécessaires à son parfait développement.

Il y a donc intérêt à surveiller de très près la croissance en taille d'un tout petit. On ne doit pas perdre de vue que les centimètres perdus dans les premiers mois et dans les premières années ne sont jamais rattrapés.

Comme le maximum du développement de la taille a lieu dans les trois premiers mois de l'existence, c'est pendant cette période qu'il faut concentrer tous les efforts pour donner à l'enfant la meilleure nourriture possible, c'est-à-dire le lait maternel. Or, quelle est la femme qui ne peut, au moins en partie, nourrir son bébé trois mois ?

Mesurez donc régulièrement vos enfants et surveillez leur accroissement en taille qui, au moins autant que l'accroissement en poids, vous renseignera sur leur développement.

III

LA DENTITION

L'apparition et l'évolution des dents jouent dans la physiologie du jeune âge un rôle important. Les dents ne sont pas également, quoi qu'on en ait dit, sans influer sur la pathologie de la première enfance.

Ordre d'apparition des dents. La première dent.

La première dent de bébé est un événement dans la vie familiale. Chez un enfant bien portant, les dents vont apparaître de façon précoce. C'est en général vers le cinquième ou sixième mois, rarement plus tôt, qu'apparaît la première quenotte, qui est en général l'incisive médiane inférieure. Mais même dans les conditions de santé les plus favorables, elle peut se faire attendre jusqu'au huitième ou neuvième mois. Il ne faut donc pas s'alarmer trop vite et croire aux pires catastrophes quand un bébé présente à 8 mois une bouche édentée. Cependant il est certain que le travail dentaire est toujours troublé chez le nourrisson en état de santé défectueuse et que le petit rachitique n'a ses dents que fort tard, 12 à 15 mois par exemple. En règle générale, les enfants alimentés au sein ont leur première dent de bonne heure. Les enfants élevés au biberon l'ont beaucoup plus tard.

La seconde incisive médiane inférieure apparaît quelques jours ou une semaine après la première.

Quatre ou cinq semaines après, sortent les deux incisives médianes supérieures, puis les incisives latérales supérieures, bientôt suivies par les incisives latérales inférieures complétant le *premier groupe des 8 incisives* dont l'éruption se fait en général en 5 ou 6 mois. Le nourrisson bien portant présente 8 incisives à 12 ou 13 mois fig. 11).

Après l'éruption du groupe incisif, la poussée dentaire peut s'arrêter pendant un ou deux mois avant qu'apparaisse le *deuxième groupe*, celui des *prémolaires* au nombre de 4, les supérieures apparaissant généralement avant les inférieures. L'enfant a 12 dents entre 16 et 18 mois.

Vers le dix huitième mois, percent les canines ou œuillères, constituant le *troisième groupe*. Bébé à 16 dents entre 20 et 24 mois.

Le quatrième groupe ou groupe des grosses molaires comprend 4 dents, dont l'apparition est toujours séparée de celle du groupe précédent par un intervalle de 1 à 3 mois. Entre 24 et 30 mois, la première dentition ou dentition de lait est complète et comprend 20 dents.

Chez le petit rachitique, les dernières molaires peuvent se faire attendre jusqu'à 3 ou 4 ans.

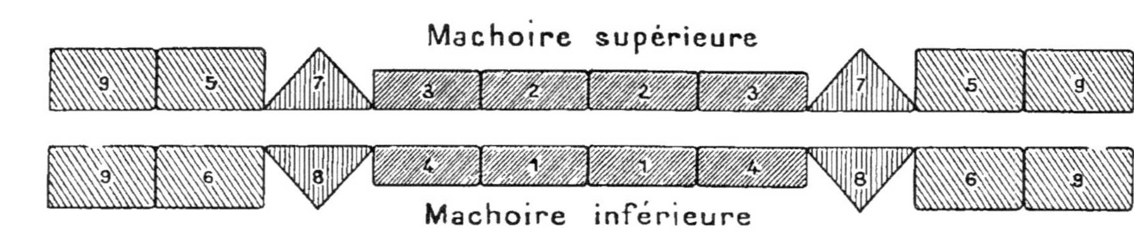

1. Incisives médianes inférieures.
2. Incisives médianes supérieures.
3. Incisives latérales supérieures.
4. Incisives latérales inférieures.
5. Prémolaires supérieures.
6. Prémolaires inférieures.
7. Canines supérieures.
8. Canines inférieures.
9. Groupe des molaires.

ORDRE D'APPARITION DES DENTS.

Fig 11.

Incidents et accidents de la dentition.

Lorsque bébé est robuste, bien portant, que sa maman est bonne nourrice, l'apparition des dents se fait souvent sans incident et sans cri.

Néanmoins la poussée dentaire détermine un gonflement des gencives, qui deviennent douloureuses et sensibles à la pression. Notre tout petit est agacé, porte les mains à sa bouche et devient un peu grognon. Certaines nourrices et certaines mamans passent la pulpe du doigt sur les gencives du bébé parce qu'elles ont remarqué qu'il en éprouvait un soulagement. C'est une pratique à éviter : les mains sont loin d'être aseptiques, la muqueuse gingivale tuméfiée et congestionnée devient un point fragile qui s'infecte facilement.

La tuméfaction des gencives s'accompagne de *réflexes sécrétoires*, la sécrétion salivaire est exagérée et l'enfant bave abondamment.

Il se produit souvent en même temps, surtout lors de la poussée des incisives supérieures, une exagération de sécrétion nasale. Le nez coule et ce *coryza*, d'abord purement mécanique, peut devenir un véritable coryza microbien, par exagération de la virulence des nombreux microbes qui sont les hôtes habituels des fosses nasales.

Tout cela n'est pas grave généralement, mais on comprend aisément que cet état défectueux des voies respiratoires supérieures puisse se propager aux bronches et aux poumons et qu'une bronchite, voire même une broncho-pneumonie, puisse venir compliquer une simple éruption dentaire quand la maman ne surveille pas son tout petit avec le plus grand soin à cette période critique.

Parfois l'apparition des dents s'accompagne de *troubles digestifs*. Bébé souffre et il n'a pas faim ou bien, trouvant dans la tétée un calmant passager, il dépasserait volontiers sa ration. Le fonctionnement intestinal est souvent troublé de ce fait et l'enfant est constipé ou a de la diarrhée.

La dentition produit encore des manifestations réflexes qui existent bien réellement. Ce sont d'abord les poussées congestives au niveau du visage et qu'on appelle communément *feux de dents* : et aussi une toux sèche, nerveuse, que certains enfants présentent à chaque éruption dentaire.

L'enfant, pendant la période de dentition, est plus vulnérable et moins résistant ; mais tous les troubles qui apparaissent dans la période dentaire ne doivent pas être mis sur le compte de celle-ci. Il faut savoir faire une juste discrimination et n'attribuer un accident aux dents que si aucune erreur de régime ou aucune maladie organique ne peuvent l'expliquer. Que les mamans d'ailleurs se persuadent bien ceci : les bébés élevés dans les conditions normales, c'est-à-dire au sein, ne connaissent pas en général les accidents de la dentition ; c'est seulement chez ceux qui sont mal nourris, dont la croissance n'est pas parfaite, que l'apparition des dents détermine des troubles.

Que faut-il faire pour éviter au bébé les douleurs de la dentition?

Le meilleur est de faire de fréquents nettoyages de la bouche de l'enfant avec de l'eau alcaline comme de l'eau de Vichy. Plusieurs fois par jour, avec un tampon de coton stérile, trempé dans du sirop Delabarre (Miel de mercuriale safrané), on fera de petites frictions. On peut encore employer le collutoire suivant :

Miel rosat...................	10 grammes
Glycérine...................	10 » »
Borax......................	2 » » (Comby).

Quand l'éruption dentaire est trop pénible, on a pensé à inciser la gencive pour libérer la dent. C'est une pratique à éviter. Par la petite plaie ainsi faite, on ouvre une porte d'entrée à tous les microbes de la bouche et on risque de voir apparaître une gingivite ou une stomatite ulcéro-membraneuse.

Il faut se garder également des soporifiques et particulièrement des infusions de tête de pavot, dont certaines nourrices sont ferventes. Le pavot contient de l'opium, qui est un toxique dangereux pour le tout petit.

Dans la phase qui correspond à l'éruption dentaire, on veillera tout spécialement à l'hygiène alimentaire de l'enfant et au bon fonctionnement de son tube digestif.

IV

LA MARCHE

Les premiers pas de bébé constituent un événement aussi important que la première dent.

Dans leur hâte d'avoir un enfant précoce, certaines mamans appuient dès 7 ou 8 mois le tout petit sur ses jambes. C'est une grave erreur, et qui ne va pas sans danger.

Bébé apprendra tout seul à marcher, et cette éducation spontanée est la meilleure. Point n'est besoin de lui montrer à déplacer les jambes en le prenant sous les bras pour chercher à le faire avancer, ou en le soutenant avec des lisières.

Laissons au grenier les chariots, les glissières, instruments de supplice qui gênent la marche plus qu'ils ne la favorisent, qui étreignent le thorax et obligent l'enfant à rester debout quand il voudrait se mettre à quatre pattes ou s'asseoir.

Les mouvements de la marche passent par des phases longues et progressives qu'il faut savoir respecter. Vers 8 mois, le tout petit laissé seul sur un tapis se met sur le ventre et, se dressant sur les bras, rampe vers l'objet qu'il convoite. Les membres inférieurs suivent d'abord passivement les mouvements. Mais bientôt les petits genoux vont se fléchir, les jambes prendre une part active, et à la période de reptation va succéder la triomphante marche à quatre pattes.

C'est la marche normale de l'enfant de 10 à 12 mois, et Dieu sait que quelques-uns y font preuve d'une surprenante vélocité.

Un jour, au cours d'une expédition, notre bébé s'enhardit et se cramponnant à un meuble, aux barreaux d'une chaise ou d'un fauteuil, il va se tenir debout.

Il va en faire le tour sans le lâcher. Après de nombreux essais parfois infructueux, après souvent de nombreuses chutes, il progressera en s'appuyant au mur; puis, un beau jour, abandonnant son appui, il va se lancer dans le vide en se dandinant et en chancelant, pour se réfugier dans les bras de la maman heureuse et fière de ce beau résultat.

C'est ainsi qu'il vaut beaucoup mieux laisser faire la nature, essayant uniquement de rendre les chutes sans danger. Pour cela, il faut laisser bébé prendre ses ébats dans une pièce peu meublée et sur un tapis, ou bien encore lui ménager, au milieu d'une chambre quelconque, un petit enclos de bois où il pourra sans danger faire ses premiers essais (fig. 12).

Un enfant bien portant marche généralement vers 12 ou 13 mois. Les filles, plus craintives mais plus habiles, marchent plus tôt que les garçons, qui souvent ne se hasardent qu'à 14 ou 15 mois. Un gros enfant, gêné par son poids, marchera souvent plus tard qu'un

enfant plus léger. Chez ceux-là, il faut veiller à ce
que la station sur les jambes ne soit pas trop précoce

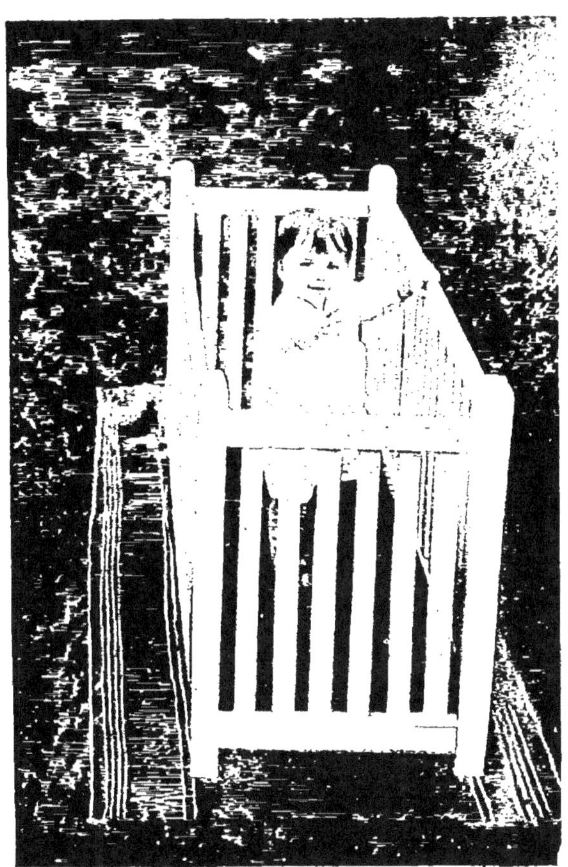

Fig. 12. — Premiers essais.

et trop prolongée. On risquerait alors de voir apparaître une incurvation des os. Il est vrai que cela se

rencontre surtout chez les enfants atteints de rachitisme.

Entre 18 mois et 2 ans, l'enfant se perfectionne dans la marche. A 2 ans environ, il fait ses premiers essais de course. Cette course, d'abord inhabile et dandinante, n'est qu'une marche à grandes enjambées; ce n'est qu'à 3 ans ou 3 ans 1/2 qu'elle prendra les caractéristiques de la course de l'adulte.

V

DÉVELOPPEMENT DES ORGANES DES SENS

Pendant que notre poupon croît en taille et en poids, qu'il essaie ses premiers pas et que ses quenottes apparaissent, qu'advient-il des organes des sens?

Le Tact.

Le tact, qui se développe sous l'influence de l'usage, n'existera pour ainsi dire pas avant l'âge de 10 ans. Il ne faut pas le confondre avec la *sensibilité* cutanée qui, elle, est très développée chez le nouveau-né. Dès la naissance, l'enfant est sensible à la pression et au contact : le chatouillement de la plante des pieds et de la paume des mains détermine des mouvements. Il semble également apprécier les différences de température et paraît heureux dans un bain chaud.

L'Ouïe.

L'ouïe est très imparfaite chez le nouveau-né. Ceci tient à la situation horizontale du tympan et à la conformation de l'oreille moyenne.

Ce n'est qu'à la fin de la première semaine, alors que la membrane tympanique a changé de position. que l'enfant semble percevoir les bruits forts.

A la fin du premier mois, les sons élevés déterminent une certaine réaction et, vers le troisième mois, l'enfant semble distinguer la direction du bruit.

Puis le sens de l'ouïe se développe et acquiert une grande acuité ; le jeune enfant perçoit même des sons très faibles que ne peut entendre l'adulte.

La Vue.

Lorsque l'enfant naît, il ne voit pas : cependant, il distingue déjà la lumière de l'obscurité. Le nouveauné fuit la lumière vive, et dans les premiers jours il ferme les yeux quand la source lumineuse est trop intense. Peu à peu l'enfant semble s'habituer à la lumière et son œil, errant sans expression, commence autour de la quatrième semaine à fixer avec intérêt un point lumineux.

Vers le deuxième mois l'enfant cherche à atteindre indistinctement tous les objets, aussi bien les objets éloignés que ceux qui sont à sa portée, car la notion des distances est pour lui inconnue. Ce n'est qu'après des mois et avec de longs tâtonnements que les petites mains apprendront à évaluer la distance qui les sépare de l'objet convoité. Tous les enfants ont voulu attraper la lune et se sont heurtés aux jouets tout proches qu'on leur présentait. A trois mois l'enfant reconnaît le visage de ses familiers, il sourit au retour de papa ou de maman et leur tend ses petits bras.

Dès lors l'acuité visuelle va augmenter rapidement, et vous verrez un tout petit distinguer un objet lointain que vous ne distinguerez pas encore.

La perception des couleurs se fait plus tardivement. Le rouge semble la première couleur qui frappe l'enfant, puis le jaune, le noir, le blanc. Le bleu et le vert ne sont différenciés que plus tard et toujours au début difficilement distingués.

Le Goût.

Le goût ne se développe que très lentement. Le nouveau-né semble préférer les saveurs sucrées et manifeste par une grimace significative son dégoût pour les substances amères ou salées. Ce n'est que petit à petit qu'il s'habitue au goût du sel. Pendant des mois un nouveau mets est toujours suspect au bébé, qui le refuse à priori, quitte à en redemander après l'essai.

L'Odorat.

L'odorat se développe aussi lentement et cependant la muqueuse olfactive du nouveau-né sent vivement les odeurs violentes comme l'ammoniaque. Néanmoins de 8 à 9 mois vous voyez des enfants qui sont sensibles aux odeurs agréables, même légères. Tel tout petit sera enchanté quand on lui frictionnera la tête d'une lotion parfumée et réclamera · le flacon pour la sentir; tel autre sera très sensible au parfum des fleurs et respirera avec délices l'odeur de la rose ou de l'œillet.

VI

DÉVELOPPEMENT DE L'INTELLIGENCE
LES PREMIERS MOTS

Pendant la première année, le volume et le poids du cerveau augmentent de façon considérable ; en même temps se développent les facultés intellectuelles.

Les premières sensations perçues par l'enfant sont des sensations grossières : la faim et la soif. Bébé pleure à l'heure de sa tétée et s'endort satisfait lorsqu'il a fait un bon repas. Mais dès le troisième mois il a déjà fait dans son esprit toute une série d'associations d'idées. Il sait par exemple que la préparation de la balance indique l'approche de la tétée et il exprime sa satisfaction par des mouvements et un ronron joyeux quand on le met dans la corbeille. Il sait que mettre sa pelisse signifie la prochaine promenade au soleil et à l'air.

Peu à peu les sourires s'accentuent, le visage devient expressif et manifeste de façon évidente la joie ou la peine. Bébé fait des efforts pour extérioriser sa pensée et parler.

Le Langage. — Le nouveau-né exprime ses sensations par des cris uniformes. Il semble qu'il ne puisse manifester que des sensations pénibles : faim ou douleur, car chez lui la béatitude se confond avec le sommeil.

Vers deux mois les cris deviennent plus variés dans leur timbre et leur intensité, et bébé fait ses premiers essais de langage articulé. Ce ne sont que des syllabes muettes et prolongées, inlassablement répétées, une mélopée que le petit être se dit à lui-même, heureux, semble-t-il, d'entendre sa voix. Heu, heu... Grr, grr, grr... Gneu, gneu, gneu..., etc.

A 5 ou 6 mois l'enfant émet des sons monosyllabiques, et la première consonne qu'il peut exprimer est généralement l'*m*, puis le *b* : ma, ma, ma... ba, ba, ba. Bien entendu, les parents attribuent un sens à ces sons et lorsque le tout petit dit : *ma, ma, ma,* la maman est persuadée qu'il l'appelle. Ce n'est que quelques mois plus tard que le bébé attribue un sens à ces syllabes et, reconnaissant son papa, le désigne par son nom et avec joie quand il rentre à l'improviste. Mais l'intelligence semble se développer plus vite que la faculté du langage, et l'enfant sait, avant de parler, s'exprimer par des gestes.

A 8 ou 9 mois, il fait effort pour répéter les mots qu'on prononce devant lui. Il cherche à reproduire les sons qui parviennent à son oreille; si bien que vers un an, il désigne un grand nombre d'objets par le bruit qu'ils produisent : un marteau est un *pan, pan ;* un chien un *oua, oua*, etc. On doit donc, dans l'entourage d'un enfant, parler correctement. Il est parfaitement inutile, pour se mettre à la portée de son jeune interlocuteur, d'appeler un cheval un *dada* ou du lait du *lolo*. Pourquoi donner à l'enfant un vocabulaire qu'il sera forcé d'abandonner quelques mois plus tard pour en apprendre un autre? C'est lui demander un effort double.

LIVRE III

HYGIÈNE GÉNÉRALE DE L'ENFANT

I

LA CHAMBRE

Plus encore que l'adulte, l'enfant a besoin d'air et de lumière : sa chambre doit être vaste et éclairée.

Nous avons vu que les échanges respiratoires du tout petit sont particulièrement intenses; aussi est-ce une faute regrettable que de choisir les pièces les plus spacieuses pour les grandes personnes, tandis que les enfants sont relégués dans des chambres petites, souvent mal exposées et prenant leur éclairage sur une cour.

Exposition.

La chambre d'enfant doit mesurer environ 25 m³, si bébé doit en être le seul hôte; 30 m³ est une bonne mesure. Elle doit présenter une fenêtre large sur une façade sud, sud-est, ou sud-sud est, de telle façon que le soleil y pénètre et y rayonne une grande partie de la journée. Jamais on ne doit choisir pour une chambre d'enfant une orientation nord.

Les Murs.

Les murs seront tapissés d'un papier clair lavable. Il est préférable de les recouvrir d'une peinture à l'huile ou de peinture laquée (ripolin ou produit semblable) permettant un nettoyage facile autant que nécessaire. La couleur bleue doit être choisie comme la plus favorable à la vision.

Les Tapis.

Les tapis doivent être bannis : ce sont d'inutiles et dangereux réceptacles pour la poussière ; l'idéal est de recouvrir le plancher de linoléum facile à tenir propre par un lavage quotidien, ou même encore de faire un sol en carreaux ou en mosaïque si la construction le permet. Lorsque l'enfant commencera à se traîner par terre ou à marcher, une carpette en natte facile à nettoyer lui sera exclusivement réservée.

Éclairage.

Dans la journée, la chambre doit être éclairée par la seule lumière du soleil. Le soleil, cela est bien prouvé, exerce sur le développement de l'enfant une influence considérable. Le rachitisme, s'il est dû en partie à une alimentation défectueuse, est bien souvent aussi en rapport avec un manque d'air ou de lumière.

Le soir, le meilleur éclairage est l'éclairage électrique, qui ne vicie pas l'air. Il doit être assez intense pour bien éclairer toute la pièce ; il est bon de disposer les ampoules de telle sorte que l'enfant n'ait jamais la source lumineuse dans les yeux.

En dehors de l'électricité, le mode d'éclairage à recommander pour une chambre d'enfant est la bougie, bien préférable aux lampes à huile ou à pétrole qui répandent, en plus des mauvaises odeurs, des produits de combustion nuisibles. L'éclairage au gaz doit être rigoureusement proscrit, car l'asphyxie est à craindre en cas de fuite ou si, par inadvertance, on oubliait de fermer un robinet.

Chauffage. — La température d'une chambre d'enfant doit être maintenue constante autour de 17° ou 18°. Le chauffage idéal est celui qui peut répartir uniformément cette température sans dégager des produits de combustion dangereux pour la respiration.

Ces desiderata sont réalisés au maximum dans le chauffage par radiateurs à circulation d'eau chaude, qui est en outre le plus propre, car il n'exige aucune manipulation de charbon ou de cendres. Il est facile, par le réglage, de maintenir une température constante égale à celle des chambres voisines.

Le chauffage par radiateurs électriques présente à peu près les mêmes avantages.

Vient ensuite le classique et vieux feu de bois dans la cheminée. Il a l'inconvénient de chauffer peu et de déterminer au ras du sol des courants d'air froid par appel de l'air du dehors au niveau des interstices des portes et fenêtres.

Il donne difficilement une température suffisante dans les grands froids.

La grille de charbon de terre donne toujours une mauvaise odeur; la grille de coke est moins mauvaise.

Quant aux foyers à combustion lente : salamandre, choubersky, etc., ils doivent être bannis des chambres d'enfants. On risque avec eux des reflux d'oxyde de carbone.

Il va sans dire qu'on ne saurait utiliser ni les poêles à pétrole, ni le chauffage au gaz. Les dangers d'asphyxie par ces derniers appareils sont trop connus pour qu'il soit besoin d'insister.

Ventilation. — La chambre d'enfant doit être largement aérée. Un enfant ne doit pas passer la journée dans sa chambre, qui doit être exclusivement consacrée au repos.

Pendant la journée, bébé jouera dans une autre pièce. Si l'appartement est suffisamment spacieux pour le permettre, deux chambres seront réservées à Sa Majesté le Tout Petit : une pour la nuit, l'autre pour le jour, celle-ci devenant plus tard une salle d'études.

Quoi qu'il en soit, la chambre où bébé va passer sa nuit doit être largement aérée et les fenêtres rester ouvertes une partie de la journée. Dans les premières semaines, il est inutile et même il peut être nuisible de laisser la fenêtre de la chambre ouverte la nuit, sauf en été si la température est suffisamment élevée. Le nouveau-né, nous l'avons dit, se refroidit avec une extrême rapidité, et on doit craindre pour lui le refroidissement nocturne.

Le Dr Jules Renault, dans un pavillon de contagieux à l'Hôpital Saint-Louis, a fait installer un ingénieux moyen de ventilation continuelle sans que la température de la chambre s'en trouve abaissée.

L'air pur est amené à l'intérieur par deux systèmes de canalisation établis l'un à droite, l'autre à gauche du pavillon. Cet air, pris dans la cour, au ras du sol, au moyen d'un coffre en ciment, est amené au sous-sol par un gros tuyau dans un volumineux caisson. Il y est filtré sur un lit d'ouate épais mais non tassé, renouvelé au commencement et au milieu de l'hiver. De ce caisson, partent latéralement deux tuyaux d'échappement qui viennent déboucher dans les chambres par des bouches d'aération situées au ras du sol, derrière les radiateurs, à raison d'une par radiateur.

L'air vicié est évacué au dehors au moyen de persiennes en verre à lames horizontales, installées en haut des fenêtres à la place des impostes.

Les dimensions des différentes parties de ces ventilateurs ont été calculées de telle façon que l'air soit constamment renouvelé dans les chambres à raison d'une fois et demie par heure : un renouvellement moindre ne serait pas suffisant; un renouvellement plus rapide exposerait à ressentir, à certains moments, l'impression désagréable de courants d'air.

Les résultats ont été pleinement satisfaisants. Quand, en arrivant du dehors, on pénètre dans les chambres, on n'a pas cette sensation d'air chaud et lourd que l'on éprouve si souvent en entrant dans une salle d'hôpital. On a l'impression de respirer un air pur, qui donne aux poumons la sensation de fraîcheur, à tel point que les visiteurs sont surpris de cette sensation inaccoutumée dans une chambre close où vivent des malades, et ils constatent avec étonnement, en hiver, que le thermomètre marque 20°.

Ce système présente encore l'avantage de permettre la ventilation l'été sans ouverture des fenêtres, ce qui évite l'entrée des mouches, toujours si dangereuses pour les enfants.

II

LE MOBILIER DE L'ENFANT

L'ameublement d'une chambre d'enfant doit être sommaire : un lit, un meuble pour ranger linge et vêtements, des chaises, une table, tels sont les meubles nécessaires et suffisants. Il est absolument inutile de suspendre des bibelots aux murs. Les fenêtres seront munies de rideaux lavables permettant de préserver l'enfant, à certaines heures, des rayons du soleil.

Le lit d'enfant dans la première année a reçu le nom de berceau. Un berceau doit être stable, suffisamment élevé au-dessus du sol pour que l'enfant soit à l'abri des courants d'air, des caresses ou des morsures des animaux domestiques. Le modèle classique de la bercelonnette n'est pas aussi mauvais qu'on a bien voulu le dire, à condition qu'on en supprime l'inconvénient essentiel : la suspension pivotante permettant de bercer l'enfant.

Le meilleur est le petit lit métallique en cuivre ou en

fer ripoliné, voire même le petit lit en bois si les locaux permettent de ne pas craindre la présence de punaises. Il existe dans l'art moderne de fort jolis modèles très simples. Chacun des quatre côtés est formé soit d'un panneau plein en bois, soit de deux barreaux horizontaux reliés par des petits barreaux verticaux. Ces barreaux doivent être de section circulaire et suffisamment rapprochés pour que l'enfant ne puisse glisser sa tête entre deux.

La literie se compose essentiellement de deux matelas, l'un en crin de cheval ou en varech, le second en balle d'avoine.

Voici, pour la plus grande commodité de propreté et les moindres frais de blanchissage, comment je conseille de faire le lit d'un enfant. Sur le matelas mettez une toile caoutchoutée ou un imperméable quelconque ; sur cette toile un carré de tissu éponge très épais que vous trouverez dans tous les magasins vendant des objets de layette. Placez sur le tout un petit drap qui borde bien. Car, si bébé est déjà grand, 6 à 8 mois par exemple, et si vous lui laissez, — comme c'est préférable, — les jambes libres dans le lit, il aura vite fait, sans le drap, de rouler en boule carré éponge et imperméable, et le matelas sera facilement souillé.

Pour couvrir l'enfant, mettez un autre drap enveloppant une ou deux couvertures de laine selon la saison, et l'hiver un duvet piqué.

La tête du bébé doit reposer sur un oreiller de crin

et jamais sur un oreiller de plume, qui déterminerait une transpiration excessive et nuisible.

Draps et taies doivent être blanchis à la maison sans substance chimique, et rincés à plusieurs eaux. L'usage de carbonate de soude ou d'eau de javel pourrait déterminer chez le tout petit, à peau toujours fragile, des érythèmes fessiers, des eczémas ou autres lésions de la peau.

Doit-on mettre des rideaux au lit d'un enfant? Sans hésiter, oui. Des rideaux blancs, légers, lavables mettent le nouveau-né à l'abri des insectes, des courants d'air et de la lumière trop vive. Ils doivent être fréquemment nettoyés.

Plus tard, les rideaux sont inutiles.

Doit-on mettre une boule d'eau chaude dans un lit d'enfant? Oui, dans les premières semaines si l'enfant naît dans la saison froide. N'oublions pas ce que nous avons dit plusieurs fois déjà : la température du nouveau-né suit les variations de la température extérieure; il ne faut pas le laisser se refroidir.

Dans les premiers jours de la vie, on mettra de chaque côté de l'enfant une boule d'eau chaude parallèlement à lui. S'il est petit, fragile, on continuera pendant la première semaine et même pendant tout le premier mois. Dès lors, si la chambre est suffisamment chaude, on supprimera les boules.

Si on ne peut maintenir la nuit, dans la chambre du bébé, une température de 16°, on mettra une boule d'eau chaude aux pieds dans la saison froide et jusqu'à 2 ans environ.

On évitera l'emploi d'une boule métallique, qui est susceptible de brûler quand on la met dans le berceau et qui, parce que le métal est très bon conducteur de la chaleur, a l'inconvénient de se refroidir trop vite.

La boule en grès épais doit être préférée. On aura soin d'obtenir un bouchage hermétique et on la glissera dans un épais étui de laine.

La boule employée doit avoir une contenance de 2 litres 1/2 à 3 litres, si l'on veut qu'elle reste chaude toute la nuit.

Les moïses. — En plus du berceau ou du petit lit, il est facile de disposer d'un lit mobile et facilement transportable, comme le moïse ou le chariot alsacien, devenu à la mode depuis la guerre. Certaines mamans adoptent même l'un ou l'autre comme lit unique pendant les premiers mois.

Le lit doit être placé dans un coin abrité de la chambre et non sur une ligne unissant porte et fenêtre, ou cheminée et fenêtre. La lumière ne doit pas non plus arriver directement sur les yeux du poupon.

Armoire ou commode.

Pour ranger la layette et les vêtements de l'enfant, il faut préférer une commode ou un meuble bas à l'armoire. On a souvent des exemples de bébés blessés, parfois grièvement, par une chute d'armoire. Si l'on est obligé pour une raison quelconque d'en faire usage, il sera prudent de la fixer au mur, de la choisir dépourvue de tiroirs, sur lesquels un enfant peut tirer, ou de moulures, sur lesquelles plus tard il pourra grimper.

La table.

La table, utile pour faire prendre les repas de l'enfant, doit avoir des angles arrondis, pour éviter des blessures regrettables lorsque l'enfant marchera.

Les chaises.

On doit trouver dans une chambre de bébé une chaise basse pour la mère ou la nourrice. La chaise haute est fort désagréable, et aussi peu pratique que possible pour changer l'enfant et lui donner à téter.

Quand l'enfant pourra se tenir assis, on aura une chaise échassière, comportant une tablette mobile qui se place devant bébé et sur laquelle on peut placer ses jouets ou sa bouillie. Puis, quand il fera ses premiers pas, un petit fauteuil adapté à sa taille lui permettra de se reposer de temps en temps sans s'asseoir par terre.

Table de toilette.

Il vaut mieux, quand on le peut, faire la toilette de l'enfant dans un petit cabinet de toilette. Si cela est impossible, le mobilier de la chambre se complétera par un meuble de toilette. On trouve facilement des petites tables à deux étages : l'étage supérieur comprend une cuvette à deux compartiments pour recevoir : l'un, l'eau destinée à la toilette du siège ; l'autre, pour la toilette du visage ; l'étage inférieur loge le pot à eau, la boîte à poudre, etc.

Quand l'exiguïté des locaux oblige à faire la toilette de bébé dans sa chambre même, il faut avoir grand soin de jeter immédiatement les eaux sales, et de ne pas les laisser séjourner dans un seau de toilette.

Baignoire.

N'oublions pas la petite baignoire en zinc pour le bain quotidien, qui doit être lavée chaque jour après usage.

Enfin, objet bien terre à terre mais indispensable, le vase de nuit incassable en tôle émaillée, dont le bord recourbé et arrondi ne pourra blesser les fesses dodues du tout petit.

C'est à dessein que je ne mentionne pas dans la chambre de bébé le lit de la bonne ou de la nourrice. Il est désirable que l'enfant, même jeune, ne couche pas dans la chambre des parents et à plus forte raison dans la chambre d'une fille, sans doute très honnête, mais dont les habitudes d'hygiène sont souvent rudimentaires.

Presque toutes les nourrices ou bonnes d'enfants ont l'habitude déplorable de prendre bébé dans leur lit pour l'empêcher de crier. C'est un procédé qu'on ne saurait trop condamner, pour une multitude de raisons d'hygiène corporelle et d'hygiène morale.

Le mieux est que l'enfant occupe une chambre contiguë à celle de ses parents, qui peuvent exercer la surveillance nécessaire par la porte restée ouverte. Un enfant bien dressé ne se réveille pas en général la nuit et, s'il se réveille, par quelle étrange illusion la maman croit-elle que la nourrice, fatiguée elle aussi par une journée de travail, se lèvera avec plus de dévouement qu'elle pour soigner le tout petit ?

III

LES VÊTEMENTS DE L'ENFANT

L'ensemble des vêtements destinés au nourrisson porte le nom de *layette*.

Le nouveau-né doit être habillé chaudement, même pour séjourner dans une pièce chauffée.

Un trousseau de nouveau-né comprend une série de vêtements que nous allons passer en revue.

La chemise. — N'oublions pas ceci : la peau du tout petit est extrêmement fine et délicate, et la chemise qui sera en contact direct avec elle doit être de toile fine et souple, ou de batiste. Pas de dentelle, ni de broderie, qui peuvent gratter l'épiderme fragile.

La petite chemise est courte, ne descendant qu'à la ceinture. Elle est ouverte du haut en bas dans le dos. Cette ouverture ne porte ni boutons, ni agrafes; les deux côtés doivent être suffisamment larges pour pouvoir se recouvrir mutuellement en partie. La chemise est pourvue de deux manches longues descendant jusqu'au poignet, assez larges pour être facilement passées au bébé et pour ne pas le gêner dans ses mouvements.

La brassière de laine ou de flanelle a une forme semblable à celle de la chemise et doit être passée par-dessus celle-ci. La brassière de laine tricotée ou crochetée doit être souple, pour ne pas entraver les mouvements. Elle doit être un peu plus ample que la chemise, pour qu'aucun pli de celle-ci ne se produise qui pourrait blesser bébé.

La brassière de piqué enfin sera passée par-dessus la brassière de laine.

La ceinture de flanelle doit entourer le torse et l'abdomen du nouveau-né: certaines personnes enroulent simplement une bande de flanelle autour du corps, mais la ceinture est plus pratique. Une large boutonnière faite sur un des côtés de la ceinture permet d'y glisser l'une des extrémités rétrécie. Pour éviter épingles ou boutons, on met aux deux extrémités un petit bout de ruban de toile ou de percale.

Voici pour habiller le segment supérieur du corps. Comment vêtirons-nous le segment inférieur ? Là deux écoles, je dirai plutôt deux modes s'opposent.

1° Méthode française ou emmaillotement.

L'emmaillotement nécessite les objets suivants :

Une couche en tissu souple, en toile fine usagée : c'est un carré de 80 ou 90 cm² dépourvu d'ourlets qui pourraient être gênants pour l'enfant. On trouve actuellement dans le commerce des couches souples en tissu spécial, douces à la peau de l'enfant.

Un tissu éponge, que l'on mettra au-dessus de la couche et qui doit absorber l'humidité. Autrefois on se servait de carrés de tissu éponge. Beaucoup de mamans ont adopté comme plus pratique la forme triangulaire Certaines maisons vendent, sous le nom de *piquettes*, des triangles de tissu dont une partie renforcée fortement joue le rôle d'absorbant.

Le lange de laine molletonnée est un carré de 80 ou 90 cm. qui servira à envelopper l'enfant.

Comment habille-t-on bébé? — Pour revêtir le tout petit de ces multiples vêtements on peut, comme beaucoup de mamans et de nourrices le font, l'allonger sur les genoux. Je crois plus aisé de l'habiller couché sur une table recouverte d'un grand coussin ou sur le lit (fig. 13).

Avant de sortir l'enfant de son berceau, il faut d'abord préparer tout le nécessaire : chemise et brassières doivent à l'avance être passées les unes dans les autres et chauffées si la température est froide ; le lange de laine est posé à plat sur le coussin, on le recouvre du triangle éponge, enfin on pose la couche pliée en pointe. Tout étant préparé, prenons l'enfant dans son berceau, enlevons-lui rapidement les vêtements qu'il porte et mettons-le nu. Par l'extrémité libre des petites manches, introduisons les doigts et allons au-devant de la menotte que nous attrapons et que nous

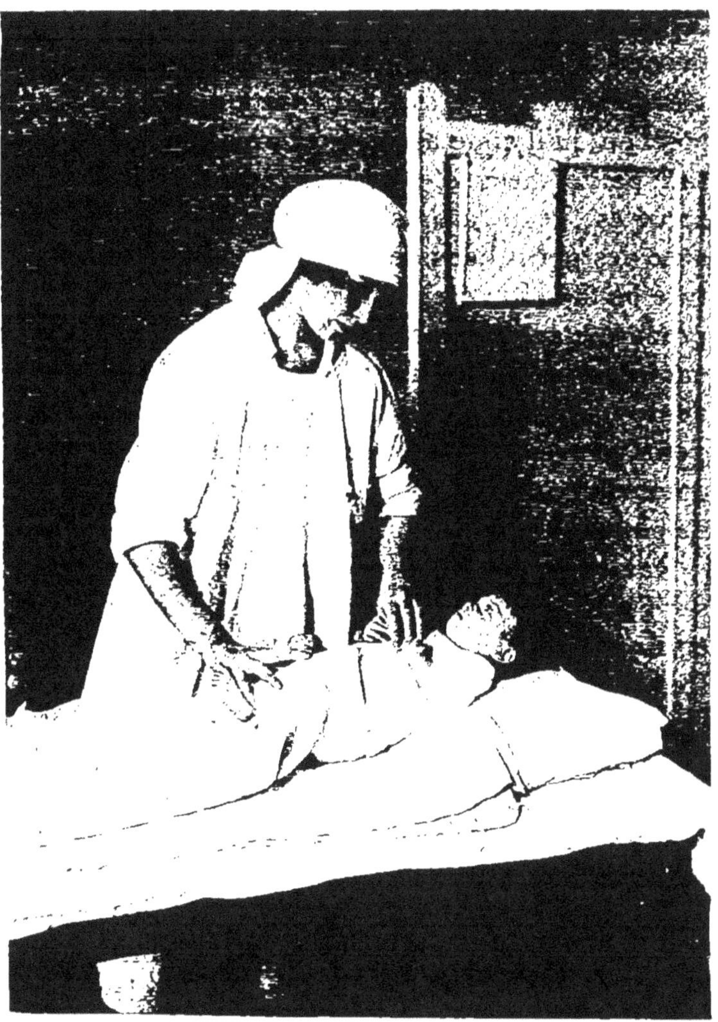

Fig. 13. — Comment on habille bébé.

faisons glisser dans la manche ; les deux manches passées, retournons le tout petit sur le ventre, — c'est une position qu'il aime assez, — et croisons en les superposant petite chemise et brassière sans les fixer avec des épingles. Seule la brassière superficielle sera attachée avec des petits liens de ruban. Posons ensuite la ceinture de flanelle; ceci fait, plaçons bébé sur la couche préparée; avec les pointes supérieures .de la couche enroulons et isolons chaque petite jambe. Croisons les angles supérieurs du triangle éponge au-devant du petit ventre et faisons remonter entre les cuisses la pointe inférieure, que nous attachons par de petits liens de percale aux angles supérieurs.

Ramenons ensuite les côtés du lange de laine l'un sur l'autre, puis, un peu plus bas que le pied, replions-le et fixons-le en arrière par des épingles de sûreté. Remarquons que nous n'avons posé d'épingles que sur l'enveloppe superficielle.

Le fichu. — Pour compléter le costume, voici le petit fichu en pointe, fait de petite batiste ou de nansouc destiné à préserver le cou fragile du froid et à protéger la brassière des régurgitations possibles. Tout le monde sait placer *à la bonne femme* ce petit fichu croisé sur la poitrine et qu'on noue en arrière au milieu du dos.

Cache-maillot. — Enfin, si vous le voulez, mettons par-dessus un cache-maillot, longue robe de flanelle, de piqué molletonné ou de fin tissu, selon la saison.

La bavette. — Sous le menton plaçons la bavette,

que la coquetterie de la maman transforme en parure
autour du petit visage.

Et voici bébé emmailloté à la Française.

Tous les nouveau-nés doivent-ils être emmaillotés,
ou bien n'emmailloterez-vous jamais votre enfant ? Je
me garderais bien de porter un arrêt aussi caté-
gorique.

Emmaillotez votre tout petit pendant deux ou trois
mois s'il naît en plein hiver ; rappelez-vous qu'il peut
se refroidir aisément. Ne vous en laissez pas imposer
par une nurse sévère qui, sous prétexte d'endurcir
votre enfant, le ferait au besoin sortir nu par 5° au-
dessous de zéro. *N'élevez jamais bébé dans du coton,
mais ne l'exposez pas sans raison à un refroidissement
dangereux pour lui.*

Emmaillotez même au printemps, et même en été,
pendant les deux ou trois premiers mois, l'enfant qui
naît débile, au-dessous de son poids, ainsi que celui
qui, né avant terme, a besoin de garder toute sa chaleur et même d'être réchauffé.

Par contre, si un gros et solide bébé naît au printemps, adoptez résolument l'habillement à l'anglaise
et laissez libres les petites jambes qui auront tant de
plaisir à s'agiter.

Habillement à l'anglaise.

Dans l'habillement à l'anglaise, les vêtements sont
les mêmes pour la partie supérieure du corps. Vous

vous servirez encore de la couche de toile et du triangle éponge. Mais le lange de laine est abandonné et remplacé par la couche-culotte, ou couche anglaise.

La couche anglaise, en piqué ou en flanelle, forme, lorsqu'elle est boutonnée, une véritable petite culotte. Dans aucun cas elle ne doit être en caoutchouc ; le caoutchouc fait baigner l'enfant dans l'humidité et peut causer un érythème fessier.

Plus pratique est la petite culotte de laine tricotée qui, sans boutons ni crochets, remonte jusque sous les bras. Plus souple que la couche-culotte de piqué et de flanelle, elle protège encore mieux l'enfant contre le froid.

Dans cet habillement à l'anglaise, les jambes et les pieds libres doivent être chaussés de petits bas de laine et de chaussons de laine ou de peau souple.

Le corset. — On met souvent à l'enfant un petit corset, bande de coutil échancrée sous les bras et portant deux petites épaulettes. Il se ferme à l'aide de deux pattes, l'une passant dans l'autre munie d'une large boutonnière. Les deux pattes viennent se boutonner symétriquement sur les côtés.

Ce corset souple est un soutien pour le petit corps et constitue un point d'appui pour placer couche et culotte. Il va sans dire que ce corset ne doit exercer aucune pression.

La coiffure. — Le bébé, même nouveau-né, doit avoir

la tête nue dans l'appartement. C'est une habitude à lui donner dès la naissance. Par contre, on couvrira la tête du poupon pour sortir ; cette coiffure, petit béguin ou capote, sera toujours légère et, selon la saison, le préservera du soleil ou du vent.

La pelisse.—Pour la promenade, l'enfant sera revêtu du long manteau chaud de forme classique qu'on appelle : pelisse.

Composition d'une layette.

Voilà, pour de jeunes mamans qui n'en auraient pas l'expérience, la liste des objets nécessaires. Rappelons que le bébé grandit dans la première année de 20 cm., ce qui est énorme, et que les vêtements devront avoir des dimensions de plus en plus grandes. Il y a lieu de confectionner des vêtements de trois tailles ;

1er âge, de la naissance à quatre mois ;
2e âge, de quatre mois à un an ;
3e âge, de un an à 18 mois ou 2 ans.

Couches et carrés absorbants restent les mêmes.

Layette du premier âge.

6 chemises de toile fine.
6 brassières de laine tricotées ou de flanelle.
6 brassières de piqué.
3 ceintures de laine tricotées ou de flanelle.
60 couches de toile ou tissu spécial.
24 triangles absorbants.
18 bavettes.
6 fichus en pointe.

Pour l'emmaillotement :

14 langes de laine.

Pour l'habillement à l'anglaise :

6 culottes de laine tricotées ou couches-culottes.
6 paires de bas de laine.
6 paires de chaussons de laine.

Layette du deuxième âge.

6 chemises de toile.
6 brassières de laine.
6 brassières de piqué.
3 corsets.
12 culottes de laine ou de piqué.
12 bavoirs.
12 paires de bas ou chaussettes.
12 paires de chaussons.

Les couches sont celles qui ont servi au 1er âge; les robes et les jupons sont en quantité variable.

Layette du troisième âge.

La layette du 3e âge a la même composition que celle du 2e âge, mais les dimensions sont plus grandes. Les chaussons sont remplacés par des souliers. On choisira de préférence des petites bottines sans talons, à tige remontant jusqu'au tiers inférieur de la jambe, pour bien soutenir la cheville quand l'enfant essaiera ses premiers pas. Elles seront larges au niveau du pied.

Blanchissage du linge de l'enfant.

Le linge de bébé doit être lavé à la maison.

On ne doit jamais remettre sans l'avoir lavée une

couche qui a été souillée d'urine, et qu'on a simplement séchée.

On fera une lessive spéciale pour le bébé deux ou trois fois par semaine. Après un savonnage à l'eau tiède avec un savon blanc de Marseille, on fait bouillir le linge dans une lessiveuse sans ajouter aucun produit chimique; puis on rince à l'eau courante, plusieurs fois, pour bien enlever toute trace de savon. Il faut se garder d'ajouter à l'eau de rinçage : eau de javel, carbonate de soude ou autres produits analogues ayant la propriété de blanchir le linge. Ce serait au plus grand détriment de la peau du tout petit qui deviendrait le siège d'érythème et même, si on s'obstinait dans cette pratique, d'eczéma ou d'infection cutanée.

IV

LA TOILETTE DE BÉBÉ

1° *Toilette du Nouveau-Né.*

A la naissance, le corps de l'enfant est recouvert d'un enduit sébacé dont il est nécessaire de le débarrasser.

Le premier bain. — Le premier bain exige des précautions spéciales. La peau du nouveau-né est fragile et s'infecte facilement ; de plus. la plaie ombilicale est une porte ouverte à l'infection. Le premier bain doit être aseptique autant que possible.

6

Après avoir ébouillanté la petite baignoire ou l'avoir flambée à l'alcool, on y verse de l'eau ayant bouilli. La température doit être de 36 à 37° environ. On plonge le nouveau-né dans la baignoire en soutenant la tête de la main gauche, l'occiput reposant dans le creux de la main. On maintient ainsi la tête hors de l'eau. La main droite savonne l'enfant sur tout le corps ; les frictions se font plus douces au niveau de l'abdomen, où se trouvent des organes fragiles comme le foie et la rate. On n'omet ni les plis de l'aine ni le creux de l'aisselle. Quand l'enduit sébacé est bien dissous. après 5 minutes environ de balnéation, l'enfant est retiré du bain et enveloppé dans une serviette chaude. On essuie bien attentivement et on s'assure qu'il n'existe aucune humidité au niveau des aines ou des aisselles.

Si on ne se trouve pas dans des conditions de confort suffisantes pour réaliser l'asepsie du premier bain, mieux vaut s'en dispenser que d'exposer l'enfant à l'infection, et attendre pour le baigner que la plaie ombilicale soit bien cicatrisée.

Pour débarrasser l'épiderme du nouveau-né de l'enduit sébacé, on frotte alors le petit corps avec un mélange de glycérine et d'alcool dont on imbibe une compresse ou un coton hydrophile stérilisé.

Avant d'habiller le nouveau-né, on procède au pansement de la plaie ombilicale et à la toilette du visage et des yeux.

Pansement du cordon. — Cette région peut être,

comme nous le verrons, le point de départ de graves infections chez le nouveau-né.

On a préparé un carré de gaze, ou de linge stérile, percé en son centre d'un orifice assez large pour laisser le passage au cordon. On rabat alors celui-ci au-dessous de la gaze, vers la partie supérieure, pour lui éviter tout contact avec les urines. Un autre carré également stérile recouvre complètement le cordon ; puis on enroule par-dessus et autour du ventre une bande de flanelle ou un crêpe velpeau.

Au bout de quelques jours, le cordon se dessèche, jaunit ; il se forme à la base un sillon d'élimination que l'on doit maintenir parfaitement sec, au besoin au moyen d'une poudre cicatrisante comme le dermatol, ou encore d'un mélange de poudre de quinquina et de tannin.

Généralement, huit jours après la naissance la plaie ombilicale est cicatrisée.

Toilette du visage et des yeux. — Aussitôt après le pansement du cordon, avant même quelquefois, on fait la toilette du visage à l'aide d'un tampon d'ouate hydrophile imbibé d'eau bouillie ; mais ce qui est de la première importance, c'est la toilette des yeux. On lave d'abord soigneusement, avec un tampon d'ouate ou de gaze stérile trempé dans de l'eau bouillie, les petites paupières souvent boursouflées, même si le nouveau-né est parfaitement sain. Puis, à l'aide du pouce et de l'index de la main gauche, on écarte les paupières et, à l'aide d'un compte-gouttes, on instille dans chaque œil une goutte d'une solution de nitrate d'argent à 1 pour 150 ou à 1 °/o.

L'emploi de l'argyrol à 1 pour 10, ou du simple jus de citron, suffit dans de nombreux cas à préserver un nouveau-né d'infection oculaire.

2° **Toilette du Nourrisson.**

Les bains. — Pendant toute la première enfance, et même au delà si c'est possible, il est bon de donner chaque jour un bain à l'enfant.

Nous n'insisterons pas sur les avantages du bain au point de vue de la propreté. Il est, en outre, un stimulant aux fonctions de la peau, dont il active les échanges, et à la fonction circulatoire.

Le bain doit être tiède à 36 ou 37°, et d'une durée d'environ 10 minutes. Je conseillerais volontiers de donner le bain de préférence le soir, car c'est un excellent calmant préparant au repos de la nuit ; de plus, chez l'enfant déjà grand qui marche à quatre pattes, le bain du soir est fort utile.

Préparatifs. — Immédiatement avant la tétée ou le repas du soir, préparez la petite baignoire, assurez-vous de la température, qui doit atteindre 36 à 38°. Le moyen le plus sûr est d'y plonger un thermomètre à bain. Si vous n'en avez pas à votre disposition, ne vous contentez pas d'y plonger la main, qui peut vous tromper grossièrement, mais plutôt le coude nu qui vous renseignera plus fidèlement.

En même temps que la baignoire, préparez un peignoir en tissu éponge et tous les vêtements de l'enfant, soit des langes s'il s'agit d'un tout petit, soit la chemise de nuit s'il s'agit d'un bébé plus grand.

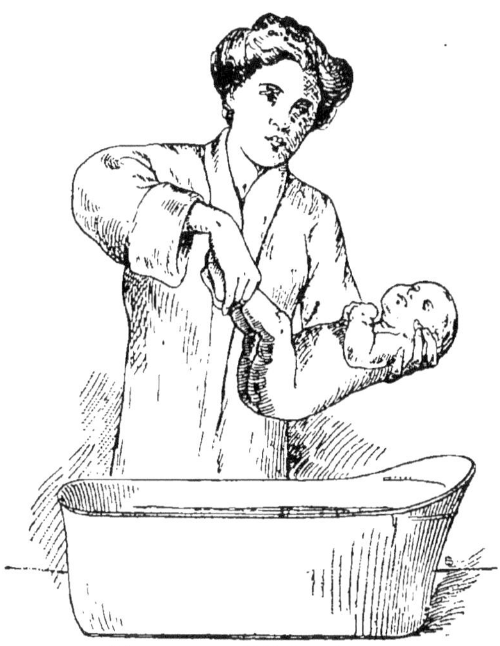

Fig. 14. — Bébé à l'eau.

Tout cela est mis à chauffer si nous sommes en hiver, et soigneusement préparé.

Mise à l'eau. — Maintenant que tout est prêt, déshabillez bébé et mettez-le tout nu. Profitez-en pour passer une inspection de la peau et voir si elle est en bon état. Dans la main gauche (fig. 14), prenez la nuque solidement ; puis de la main droite, d'un seul coup saisissez les petites chevilles (fig. 14) ; il vous est impossible ainsi de laisser tomber l'enfant, que vous plongez dans le bain en continuant à soutenir la nuque dans votre main gauche. Avec la main droite, vous savonnez bébé et vous frictionnez soit avec la main nue, soit avec la main revêtue d'un gant en tissu éponge, soit encore avec un tampon d'ouate hydrophile. N'oubliez pas de savonner le cuir chevelu, qui se recouvre facilement d'un enduit sébacé.

Sortie du bain. — Au bout de 8 à 10 minutes, sortez l'enfant du bain en le saisissant comme vous l'avez fait pour le mettre dans la baignoire, et enveloppez-le dans le peignoir ou la grande serviette de tissu éponge. Frictionnez énergiquement le dos et les épaules et ménagez l'abdomen ; enfin séchez bien la tête, l'humidité persistante du cuir chevelu pouvant enrhumer le nourrisson.

Toilette du visage. — Il est préférable de ne pas faire la toilette du visage avec l'eau du bain, mais avec de l'eau tiède mise à part dans une petite cuvette. Avec un tampon de coton hydrophile, débarbouillez la frimousse du bébé et faites en détail le nettoyage des cavités naturelles.

Le nez. — La toilette des fosses nasales est très simple. On se contente de passer dans chaque narine un petit rouleau de coton imbibé d'eau bouillie. Lorsque le coton est introduit, on lui imprime un léger mouvement de rotation et on le retire ; on renouvelle la manœuvre jusqu'à ce que le coton sorte bien propre et non plus enduit de substances glaireuses.

Oreilles.— La maman doit faire également avec soin le nettoyage de l'oreille. Le pli qui sépare en arrière le pavillon de l'oreille et la saillie osseuse qu'on appelle apophyse mastoïde devient le siège, si l'on ne le maintient pas, dans le plus grand état de propreté, d'un eczéma suintant. Il faut donc, chaque jour, nettoyer ce pli à l'eau tiède, de même que tous les replis du pavillon, à l'aide d'un tampon d'ouate frotté de savon. Le conduit auditif sera de préférence nettoyé avec un linge fin. L'accumulation au fond du conduit de matières jaunes graisseuses, qu'on appelle le cérumen, est rare chez le jeune enfant. Si elle se produit, il ne faut sous aucun prétexte se servir de cure-oreille, qui risque de blesser le tout petit. Voici ce qu'alors vous devez faire : quelques instants avant la toilette, injectez dans le conduit auditif quelques gouttes d'huile d'amandes douces, d'huile d'olives, ou d'huile de vaseline de préférence, qui ramollira le cérumen ; puis, à l'heure de la toilette, faites un lavage d'oreilles à l'eau bouillie alcalinisée avec du borate de soude, par exemple : 1/2 cuillerée à café pour un bol d'eau tiède.

La bouche et les dents.— Chez le poupon, qui n'a pas de dents, l'hygiène de la bouche n'exige que des soins assez rudimentaires. Il est bon toutefois, après chaque tétée, de passer dans les sillons qui séparent les gencives de la langue et des joues, un tampon d'ouate hydrophile ou un morceau de gaze imbibé simplement d'eau bouillie, ou mieux encore une solution alcaline comme de l'eau de Vichy. Ce lavage a pour but d'empêcher dans la bouche le séjour de caillots de lait qui, en fermentant, constituent un milieu acide, favorable à la pullulation de certaines bactéries et aussi d'un champignon déterminant sur la muqueuse buccale un dépôt mycélien blanc laiteux qu'on appelle le *muguet.*

Lorsque l'enfant a des dents, on doit matin et soir continuer les lavages de la bouche et frictionner les dents avec un tampon d'ouate. Quand notre poupon va manger ses premiers aliments solides, vous emploierez une petite brosse en poils très souples. incapable de blesser les gencives. Il faut éviter toutes les solutions dentifrices acides, qui détériorent l'émail des dents, et n'employer, pour la bouche, que des produits alcalins. Pour le bébé, contentez-vous d'ajouter à l'eau du lavage une pincée de perborate de soude pour un verre d'eau bouillie, ou quelques gouttes d'alcool au thymol ou à la menthe.

Lorsque la toilette de l'enfant est finie, avant de le vêtir, il faut le poudrer.

Poudrage. — Ne poudrez jamais votre enfant avec de la poudre d'amidon, qui a l'inconvénient de fermenter, mais avec une poudre inerte comme le talc. De préférence, ne mettez pas le talc dans une boîte ordinaire, et ne vous servez ni d'ouate ni de houppe pour répandre la poudre sur la peau de bébé. Usez de petits flacons à poudre dont le bouchon est muni de trous, et poudrez l'enfant comme vous sucrez une gaufre ; vous éviterez ainsi de souiller votre talc.

C'est au niveau des aisselles, des plis de l'aine, du sillon interfessier que l'on doit surtout répandre la poudre en quantité suffisante. Quand notre tout petit est ainsi bien lavé et bien poudré, il ne reste plus qu'à l'habiller comme nous l'avons décrit.

Le change. — Mais un nourrisson souille ses vêtements dans la journée et il faut le changer. Jamais on ne doit laisser un enfant dans un lange mouillé d'urine ou sali de matières fécales.

Souvent, un bébé a coutume d'uriner pendant sa tétée : vous pouvez parfois éviter de salir une couche en présentant l'enfant sur le vase avant chaque tétée. S'il est tout petit, vous n'essaierez pas, bien entendu, de l'asseoir, mais, le maintenant solidement par les cuisses, les petites fesses dans la paume de la main, vous le placerez au-dessus du vase. Beaucoup d'enfants comprennent rapidement ce qu'on leur demande et mouillent très peu de couches dans leur journée.

Si, malgré ces précautions, bébé se mouille, il faut le changer aussitôt qu'on s'en aperçoit. Ce n'est pas une bonne méthode que de laisser un enfant macérer une heure ou deux dans l'urine sous prétexte que ce n'est pas l'heure du change ; on risque trop des éruptions au niveau de la région fessière.

V

LE SOMMEIL

L'enfant nouveau-né dort presque constamment et, pendant les quelques jours qui suivent la naissance, il reste assoupi, les yeux clos, entre chaque tétée. Ce n'est qu'à la fin de la seconde semaine environ que l'enfant veille un quart d'heure sans interruption et qu'il reste pendant ce temps les yeux ouverts. La durée de la veille entre chaque tétée augmente progressivement et, vers 5 mois, un bébé bien portant reste éveillé une heure ou une heure et demie.

Dans le premier mois, le tout petit se réveille une fois dans la nuit pour téter, mais on peut l'habituer rapidement à dormir toute la nuit. A 3 mois, un enfant bien dressé dort 9 heures consécutives, de 21 heures le soir à 6 heures le matin, par exemple. Pendant le jour, il alterne les périodes de veille et les périodes de sommeil. On arrive assez aisément à régler un enfant pour qu'il dorme à heures fixes, en faisant autour de lui, aux heures où on désire le voir dormir, le silence et une demi-obscurité.

Il ne faut pas, en général, troubler le sommeil d'un tout petit ; cependant si, dans la journée, il dort plus de 3 heures consécutives, il est préférable de le réveiller ; sans quoi on troublerait les heures des repas. Par contre, c'est une bonne aubaine de le voir rapidement ne plus réclamer de tétées nocturnes.

Quand l'enfant grandit, il a tendance à moins dormir. Un bébé de un an dort 12 heures pendant la nuit et une heure et demie ou deux heures dans la journée. Il est bon, si cela se peut, de conserver cette habitude de la sieste jusqu'à 3 ou 4 ans.

Le nourrisson peut s'endormir l'estomac chargé de lait, aliment liquide et facilement digéré. Lorsque le bébé grandit et qu'on arrive à la période de sevrage, il faut éviter de lui donner le soir, avant de le mettre au lit, un repas trop copieux. La digestion difficile troublerait le sommeil, qui serait interrompu par des cauchemars.

Le nourrisson est couché tout habillé. On doit dévêtir l'enfant plus grand avant de le mettre au lit, ne lui laissant qu'une chemise de nuit longue ou, mieux, une combinaison enveloppant les jambes. L'hiver, si la température de la chambre est insuffisante, on mettra un léger tricot de laine, qui empêchera bébé de se refroidir dans le cas où il se découvrirait.

On ne couchera jamais un nouveau-né sur le dos, pour éviter qu'il ne s'engoue s'il vomit ou régurgite. On le posera tantôt sur le côté gauche, tantôt sur le côté droit, pour éviter que l'appui habituel sur l'oreiller n'aboutisse, au bout d'un certain temps, à déterminer une asymétrie cranienne.

Insomnie de la première enfance.

Aussitôt après la dernière tétée ou le repas du soir, bébé doit être sans plus de façon placé dans son lit, et comprendre que c'est là qu'il doit dormir.

L'insomnie n'existe pas chez le nourrisson bien portant. Quand un enfant ne dort pas la nuit, il est un certain nombre de pratiques qu'il convient d'éviter à tout prix. La première, c'est d'essayer d'endormir le tout petit dans ses bras. Il en prendrait rapidement l'habitude et pousserait des cris affreux aussitôt qu'on le poserait dans son lit. Endormir un enfant dans les bras, c'est se préparer de nombreuses nuits blanches.

D'autres enfants ne s'endorment que dans le lit de la mère ou de la nourrice ; c'est une habitude déplorable, qu'il ne faut faire prendre sous aucun prétexte, et qui est malheureusement trop répandue.

Il n'est pas bon non plus d'endormir l'enfant en le berçant, car il peut prendre l'habitude de se réveiller aussitôt que le balancement s'arrête. La pratique à proscrire énergiquement, parce qu'elle est éminemment dangereuse, c'est l'administration d'un soporifique, quel qu'il soit.

Que faut-il donc faire quand un bébé ne dort pas ? — Chercher la cause de son insomnie, car il en existe toujours une.

Ce peut être un manque d'air par mauvaise ventilation de la chambre où l'enfant dort. Ou bien encore, notre tout petit est trop couvert dans une pièce déjà assez chauffée. C'est à la maman attentive de surveiller ces détails.

Le plus souvent, c'est une alimentation mal réglée qui est en cause. L'enfant crie parfois parce qu'il a faim et que sa ration est insuffisante; il est facile de s'en rendre compte en pesant la tétée.

D'autres fois c'est la suralimentation qui, en déterminant des troubles digestifs, constipation, coliques, provoque l'insomnie; et ceci est surtout fréquent chez le nourrisson élevé au biberon.

Parfois encore, c'est dans l'intempérance de la nourrice, faisant abus de boissons alcooliques, qu'il faut chercher l'origine de l'agitation nocturne.

Chez l'enfant plus grand, il faut éviter de donner le soir un repas copieux, de lui conter en le mettant au lit des histoires fantastiques où agissent des personnages effrayants, qui provoquent une excitation de la jeune imagination aboutissant à la terreur nocturne.

Enfin, quand après avoir éliminé toutes ces causes l'insomnie persistera malgré l'habitude du bain donné le soir avant de coucher notre poupon, mieux vaut appeler un médecin qui prescrira, si c'est nécessaire, une faible dose de bromure comme calmant du système nerveux.

Doit on, pendant les heures où il est éveillé, laisser un nourrisson toujours couché dans son berceau? — Cela est évidemment très pratique pour une maman très occupée qui veut travailler en surveillant son bébé.

Mais n'oublions pas que l'enfant aime le changement et le mouvement, et que la position assise ou couchée devient fatigante à la longue. Sortons l'enfant du berceau quelquefois, mais gardons-nous de le faire lorsqu'il le réclame en pleurant, ce qui créerait une habitude désastreuse. Habituons-le à trouver aussi naturel d'être remis au lit que d'en être sorti et de se promener sur les bras. Vers 7 ou 8 mois, quand il devient plus grand, mettons-le sur un tapis bien propre pour faire ses essais de marche à quatre pattes.

VI

SORTIES ET PROMENADES. — SÉJOUR A LA CAMPAGNE

L'enfant a besoin d'air, et on doit lui faire faire chaque jour une promenade.

La première sortie du nouveau-né.

Il est inutile et dangereux de sortir un enfant les premiers jours de sa vie. C'est un petit organisme fragile extrêmement sensible au froid, qui ne doit quitter son berceau que pour téter ou être changé.

Si le tout petit est solide, lorsque, après la chute normale, le poids a repris sa courbe ascendante, lorsque la plaie ombilicale est cicatrisée, on peut sans inconvénient le sortir vers le 10ᵉ jour pendant la saison d'été.

Si nous sommes en automne, et à plus forte raison

en hiver, mieux vaut attendre la fin du premier mois, voire même du second, avant de faire la première sortie. Elle aura lieu par un beau temps, entre 11 heures et 2 heures ; elle n'excédera pas une durée d'une 1/2 heure.

L'enfant sera très chaudement habillé d'une douillette ouatée, d'une chaude capeline, et on recouvrira le visage d'un voile. Il sera porté dans les bras, qui maintiendront une douce chaleur autour de son petit corps.

Promenades du nourrisson.

A partir de 2 mois en été, 3 mois en hiver, la sortie peut se faire dans la petite voiture. Celle-ci doit être suspendue avec de bons ressorts pour éviter les chocs violents. Elle présentera une capote mettant le bébé à l'abri du vent, des courants d'air et du soleil. L'enfant petit doit être couché dans sa voiture comme dans son berceau, la tête reposant sur un oreiller de crin. Si la température est inférieure à 16° ou 17°, on mettra comme dans le berceau une boule d'eau chaude. Enfin on couvrira l'enfant d'une couverture de molleton et au besoin d'une couverture fourrée. Plus tard, quand le bébé sera assis dans sa voiture, on doit encore veiller à ce qu'il soit suffisamment vêtu, car il reste immobile et se refroidirait facilement.

Lorsqu'il commence à marcher, on sortira le nourrisson de sa voiture pour lui faire faire quelques pas. Vers 18 mois, un enfant qui marche bien aime à traîner derrière lui un de ces innombrables jouets à roulettes ou à courir après une balle. Ce sont d'excellents exercices.

La durée de la promenade quotidienne va croissant à mesure que l'enfant grandit et, à un an, les jours d'été, il peut rester 6 heures dehors. En hiver, un enfant doit être de retour à la maison avant 4 heures.

Il faut toujours éviter avec grand soin, pour les nourrissons, les réunions dans les squares et jardins publics. On ne prendra pas avec un enfant petit les omnibus, les tramways, surtout ceux qui desservent les quartiers où sont situés les hôpitaux d'enfants. Ce sont des centres de contagion. On se rend compte de l'utilité d'une telle recommandation en traversant un square où des enfants jouent. Vous y verrez un groupement de petites voitures serrées les unes contre les autres, tandis que les nounous devisent tranquillement, laissant l'enfant immobile dans le véhicule, souvent dans des endroits frais, pour profiter elles-mêmes de l'ombre et de la fraîcheur. Là se gagnent et se propagent : la rougeole, la coqueluche, la broncho-pneumonie, la diphtérie, tous ces fléaux du jeune âge.

Nécessité pour les enfants des grandes villes d'un séjour à la campagne.

L'idéal pour un petit enfant serait d'être élevé en pleine campagne, où l'air est pur et vivifiant. Dans les villes l'air est vicié, même dans les quartiers les plus aérés, par les respirations, les émanations de toutes sortes, les déjections, les égouts, les usines, la poussière infectée des rues. Il est utile de sortir parfois le petit être de cette mauvaise atmosphère et de l'emmener à la campagne.

Mais pour que le séjour aux champs porte ses fruits, il doit être assez prolongé. Dans les premiers jours, qui constituent une période d'accoutumance, l'enfant est souvent fatigué, mange et dort moins bien. Ce n'est qu'au bout de 8 ou 15 jours qu'on observera un changement dans son état.

Il ne suffit pas de partir, encore est-il qu'il faut savoir choisir le pays où l'on va. Il faut avec un enfant petit éviter les séjours au fond des vallées humides. Il fau chercher un coin aéré, au sommet d'une colline ou à flanc de coteau.

Faut-il choisir la mer, ou la montagne, ou la simple campagne. — Pour un nouveau-né et un nourrisson qui n'a pas atteint sa première année, le bord de la mer convient souvent moins bien que la campagne. Certains bébés nerveux, sujets aux convulsions, ceux qui ont des eczémas rebelles se trouvent mal d'un séjour à la mer, tandis que la montagne leur est favorable.

A partir de un an, les enfants parfaitement bien portants pourront aller indifféremment faire un séjour à la mer ou à la campagne. Les petits lymphatiques, les rachitiques bénéficient d'un séjour à la mer, qui les tonifie. Les arthritiques, les nerveux, les anémiques, iront de préférence à la montagne.

L'enfant qui a séjourné un mois ou deux dans un pays judicieusement choisi est rapidement transformé. L'appétit augmente et le bébé croît en poids et en taille. C'est surtout à la période du sevrage et dans les années qui suivent que les bons effets de l'air campagnard se font sentir.

VII

LES CRIS

Le cri est le seul moyen que possède le nouveau-né pour exprimer sa souffrance ou son mécontentement. Chaque fois que bébé a faim, il crie. Il faut l'habituer de bonne heure à prendre ses repas à heures régulières pour ne pas l'entendre crier à tort et à travers.

Le cri du tout petit peut exprimer une gêne quelconque, une souffrance, mais aussi, un simple caprice. Lorsqu'il est mal couché, qu'un pli lui est désagréable, qu'une épingle le blesse, que ses langes sont mouillés, bébé pleure. La mère doit alors chercher laquelle de ces petites causes, si faciles à supprimer, entre en jeu. On ne doit pas laisser l'enfant contracter la mauvaise habitude de crier sans raison ; il en est qui ne veulent pas rester dans leur berceau, qui exigent d'être portés dans les bras et qui poussent des cris perçants, véritables accès de rage, aussitôt qu'on les laisse seuls.

Il ne faut pas trop s'émouvoir dans ces cas, et surtout ne pas céder si on ne veut pas perdre toute autorité.

Certains enfants crient sans cesse. Leurs cris s'accompagnent d'une mimique douloureuse ; ce sont en général de petits malades. Il s'agit le plus souvent de pauvres bébés qui ont une *mauvaise hygiène alimentaire*. Quelques-uns ne sont pas assez nourris, ils pleurent parce qu'ils ont faim : leur maman est, par exemple, une nourrice insuffisante. Ou bien encore, par la crainte parfois exagérée à l'heure actuelle de la suralimentation, elles ne donnent pas au bébé une ration suffisante. Une mère intelligente retrouvera facilement l'origine des cris dans ce cas et, si elle n'ose prendre la responsabilité d'une augmentation de ration, elle demandera conseil à son médecin.

D'autres fois, au contraire, l'enfant est un *suralimenté*. Il souffre de coliques, sa digestion est pénible, le lait qu'on lui donne est de mauvaise qualité, le biberon mal préparé ; un peu de surveillance et une observation attentive feront modifier le régime alimentaire comme il convient : réduire la ration, changer le lait, traiter la constipation, et on verra souvent l'enfant le plus criard devenir un bébé sage.

Il faut éviter surtout de donner des calmants pour faire cesser les cris, car ces remèdes sont souvent pires que le mal.

Il est enfin des cas où le cri devient plainte. Une

mère ne s'y trompe pas. Bébé commence une maladie, qui peut-être ne sera pas grave ; mais il ne faut pas attendre et mieux vaut demander immédiatement conseil au médecin.

VIII

LES JOUETS

Le jouet n'est pas un luxe pour l'enfant, mais un objet de première nécessité. Le jouet est d'abord un amusement et une occupation ; c'est aussi un puissant moyen d'éducation.

Dans les premiers mois, tout est joujou pour le petit être : ses menottes d'abord, qui sont pour lui un sujet de perpétuel étonnement ; il les regarde, les frappe l'une contre l'autre, les agite ; ses pieds ensuite, qu'il peut saisir avec les mains et amener jusqu'à sa bouche.

Bébé aimera avant tout ce qui est bruyant : le grelot du hochet, qu'il agite frénétiquement et qui rend un si joli son argentin ; l'animal de caoutchouc peu importe l'espèce, qui fait du bruit quand on appuie dessus.

Tout ce qui brille, tout ce qui est de couleurs vives, le charme et lui plaît. Vers 6 mois, il distingue entre ses jouets et marque ses préférences. Le joujou répond aux besoins de distraction et aux besoins de mouvement naturels chez l'enfant. De plus, il aide puissamment à l'éducation des sens.

Grâce aux jouets qu'on lui donne, bébé apprend à saisir un objet et à le tenir. Il s'aperçoit que le joujou que lâche la petite main tombe à terre mais que, chose surprenante, il ne remonte pas. Cette première et inattendue vérification des lois de la pesanteur est toujours un sujet d'étonnement pour le poupon.

Inconsciemment, il fait connaissance avec les notions de forme, de poids, de couleur.

Plus grand, vers un an, alors que bébé écoute et cherche à apprendre, les jouets sont la meilleure des leçons de choses. Il reconnaîtra chacun d'eux, cherchant à le désigner par son nom : la balle, le petit ballon qu'il s'exerce à lancer et après lesquels il court, le chariot qu'il traîne après lui, et tous ces animaux en bois découpé, aux couleurs vives, chiens, coqs, lapins, etc., que l'industrie moderne a mis à la mode et qui font la joie des tout petits.

Comment choisir des jouets pour un bébé?

Rappelez-vous bien ceci : tous les enfants ont la tendance fâcheuse, mais inévitable, à lécher, sucer et porter à leur bouche tout ce qui tombe sous leurs mains.

Un jouet doit donc être de volume suffisant pour ne pouvoir être introduit tout entier dans la bouche. Jamais on ne doit laisser manier par un tout petit : des billes, des perles, des pièces de monnaie, des grelots. Ces objets peuvent être déglutis et, chose plus dangereuse, aspirés par les voies respiratoires, déterminant ainsi des accidents d'asphyxie.

Les jouets facilement brisés, poupées à tête de porcelaine par exemple, ne doivent jamais être donnés à un poupon. Tout objet en fer-blanc, à angles aigus, à bords tranchants, dont les pièces se démontent facilement, doivent être proscrits ; de même les jouets en plomb, en cuivre, et ceux de celluloïd qui s'enflamment facilement.

A un tout petit on pourra donner des jouets de caoutchouc rouge; on évitera ceux qui sont peints de couleurs variées.

Doit-on bannir le classique hochet? On l'a accusé de déterminer des érosions au niveau des gencives. Cela est possible lorsque le hochet est de mauvaise qualité, mal fabriqué et de forme compliquée. L'anneau d'ivoire ou simplement l'anneau d'os, muni ou non d'un gros grelot d'argent solide et parfaitement sphérique, est à peu près innoffensif. Il peut être un dérivatif à la souffrance lorsque le tout petit a les gencives douloureuses lors de la poussée dentaire. S'il est soigneusement lavé chaque jour à l'eau bouillie, s'il est attaché au cou de l'enfant, au berceau, à la petite chaise, ne traînant jamais par terre, il est sans danger et ne peut causer d'infection.

La sucette que tètent inlassablement tout le jour certains enfants est un objet inutile et dangereux. Inutile, parce qu'on peut très bien habituer un enfant à ne pas crier, sans exercer constamment des mouvements de succion. Enfin lorsqu'on voit comment les choses se passent habituellement, on est tout de suite fixé sur les dangers de la sucette ; passage de la poche de la nourrice ou de la mère dans la bouche de l'enfant sans aucune précaution de propreté. Il n'en faut pas plus pour expliquer un grand nombre de gastro-entérites.

Lorsque l'enfant devient plus grand, qu'il s'intéresse à la forme et à la couleur, on peut lui donner toute la série des jouets de caoutchouc ou de bois. On s'assurera seulement s'ils sont solides, ne présentent pas de pièces facilement détachables, ou pas de clous apparents.

Quand un bébé marche, les jouets après lesquels il court, ceux qu'il traîne sont ceux qu'il faut adopter. Le seau et la pelle en bois ont toujours un grand succès; mais on ne doit laisser l'enfant jouer avec du sable que lorsqu'on est sûr qu'il ne peut être souillé par des immondices ou des crachats de passants.

N'oublions pas, enfin, que *les jouets des enfants sont des objets individuels et qu'ils ne doivent pas être prêtés*, car ils constituent l'un des meilleurs modes de transmission des maladies contagieuses. Si un bébé est atteint de l'une d'elles : diphtérie, coqueluche, etc., les jouets dont il s'est servi pendant qu'il était malade seront brûlés lors de sa convalescence.

LIVRE IV

L'ALIMENTATION, DE LA NAISSANCE A DEUX ANS

La ration alimentaire dans l'allaitement artificiel.
III. — Allaitement mixte : Indications et technique.
IV. — **Le** sevrage : Sevrage de l'enfant élevé au sein, sevrage chez l'enfant nourri au biberon. — Les bouillies et les panades. — Préparation des bouillies. — Régime de l'enfant de 8 à 12 mois en période de sevrage.
V. — Alimentation de l'enfant de 1 à 2 ans : Les légumes, les pâtes, le beurre, l'œuf, la viande, le bouillon de viande, le poisson, le pain. les fruits, boisson.
Régime de l'enfant de 12 à 15 mois. — De 15 à 18 mois. — De 18 à 24 mois. — De 2 ans.

Une alimentation bien réglée et rationnelle est, à tout âge, une condition nécessaire pour l'entretien d'une bonne santé. Mais, si une infraction aux lois de l'hygiène alimentaire est toujours regrettable, elle devient dangereuse et souvent irréparable chez le nourrisson. Nul n'ignore que la cause principale de la mortalité des enfants du premier âge est la gastro-entérite, toujours causée par une alimentation défectueuse.

La nécessité d'un régime bien réglé est impérieuse dans toute la première enfance, et avant tout dans la première année. Si on veut bien se rappeler que c'est dans la première année que la croissance, tant en poids qu'en taille, atteint son maximum, on comprendra la nécessité d'un régime en rapport avec cette croissance.

En outre, le nouveau-né possède un tube digestif qui n'a pas terminé son développement; sa bouche est dépourvue de dents : il est donc logique de conclure qu'une alimentation liquide est seule possible tant que les dents n'auront pas fait leur apparition, et que le seul aliment qu'il puisse digérer est le lait.

Il y a lieu d'envisager dans l'alimentation du nourrisson deux périodes :

1° La période d'allaitement, pendant laquelle le lait est l'aliment exclusif.

2° La période de sevrage, dans laquelle il convient de remplacer progressivement le lait par d'autres aliments.

Pendant la période d'allaitement on dit que :

L'alimentation est naturelle si l'enfant est nourri au sein maternel ou au sein d'une nourrice.

L'alimentation est artificielle si l'enfant est nourri avec du lait d'animal.

L'alimentation est mixte si l'enfant prend à la fois du lait de femme et du lait d'animal.

La réglementation de l'allaitement est différente selon ces cas.

I

ALLAITEMENT NATUREL

1° ALLAITEMENT AU SEIN PAR LA MÈRE

Le lait de femme est celui qui convient le mieux au développement de l'enfant. Je dirai plus : *le lait de la mère est le seul qui convienne parfaitement au développement de son enfant, tout autre lait ne peut constituer qu'un pis-aller*. Cette vérité semble tellement évidente qu'on est surpris d'avoir à la dire et à l'affirmer.

Que trouve le nouveau-né dans le sein maternel ? Un liquide merveilleusement adapté à son tube digestif imparfait. On critique et on blâme la paysanne qui nourrit un enfant de 5 ou 6 mois avec de la soupe. La parisienne qui donne à son bébé de un jour un lait de vache sécrété pour un veau vieux de plusieurs mois est presque aussi illogique.

Le lait incomplet qu'on appelle le colostrum est suffisant pour les premiers jours.

Le colostrum est bientôt remplacé par le lait véritable qui, si la mère est bien portante et bonne nourrice, se transforme et devient de plus en plus riche en substances alimentaires, à mesure que l'enfant grandit et que ses besoins augmentent.

Toutes choses égales d'ailleurs, l'enfant nourri par sa mère est mieux portant que l'enfant nourri artificiellement, il est mieux en état de lutter si une maladie apparaît et il se remet toujours plus vite. La mortalité des enfants nourris au biberon est bien supérieure à celle des enfants nourris au sein.

La croissance en poids et en taille d'un enfant élevé au sein maternel est plus active que celle d'un enfant élevé au biberon.

L'apparition de la première dent est généralement plus tardive chez les enfants nourris au biberon. A la fin du huitième mois, la première manque chez 18 %

des enfants nourris au sein, chez 41 % des enfants nourris au biberon.

L'enfant soumis à l'allaitement artificiel marche plus tard que le bébé nourri par sa mère. Beaucoup des enfants alimentés au sein marchent à 12 mois; 68 % marchent à 14 mois, alors qu'à cet âge on ne voit marcher que 38 % des bébés élevés au biberon.

Et d'ailleurs, rien que l'aspect extérieur est là pour montrer la différence dans la qualité de l'alimentation. Voyez le teint clair, les chairs fermes, la peau élastique, la vivacité du regard du tout petit que sa mère allaite. Les bébés nourris au biberon ont le teint plus terne, les chairs plus molles; ils sont moins vivaces.

Sans doute, de nombreux exemples viendront s'offrir pour contredire en apparence cette affirmation. Tout le monde connaît de beaux bébés élevés cependant au lait de vache. Ceci prouve simplement que la race humaine est très résistante. Ces bébés auraient d'ailleurs été encore mieux si leur maman avait pu les nourrir. Nombreux, Dieu merci, sont les soldats rentrés du front sains et saufs : nous ne dirons pas pour cela que la guerre n'a tué personne.

Le devoir d'une mère est donc de nourrir son enfant; c'est aussi son intérêt. Il est beaucoup moins gênant d'allaiter soi-même que de surveiller un allaitement au biberon. La femme qui allaite est en général plus rapidement remise de son accouchement que celle qui, de plus en plus rare, espérons-le, s'ingénie, contre toutes les lois de la nature, à faire passer son lait. La période d'allaitement, s'accompagnant en outre d'une suspension des règles, procure aux ovaires et à l'utérus un repos salutaire.

Beaucoup de femmes du monde redoutent la fatigue de l'allaitement. Il n'est pas à craindre chez une femme jeune, normale, bien portante, se soumettant aux lois d'hygiène qu'exige sa situation passagère de nourrice. Ses lois, nous le verrons, n'ont rien de draconien.

Nombreuses sont celles qu'ont effrayées la plastique peu engageante de certaines nounous paysannes ayant une mauvaise hygiène alimentaire et se gardant de prendre aucun exercice.

L'allaitement bien conduit détermine chez la jeune mère un épanouissement normal, qui fut de tout temps une source d'inspiration pour les artistes.

Si elle redoute un embonpoint temporaire que, souvent d'ailleurs, elle peut éviter par une nourriture bien calculée et un peu d'exercice, que la maman se dise qu'il disparaîtra rapidement quand bébé sera sevré.

Et d'ailleurs, toute mère digne de ce nom ne fait-elle pas avec entrain ce sacrifice à la coquetterie quand elle sait que la santé de son enfant en est la récompense?

Le lait de femme.

Le lait est le produit de sécrétion des glandes mammaires pendant les mois qui suivent l'accouchement.

Dans les premiers jours, le mamelon laisse sourdre un liquide presque transparent et jaunâtre qu'on appelle le *colostrum*, et dont la composition se différencie légèrement de celle du lait. Vers le quatrième ou cinquième jour, chez la femme qui vient d'avoir son premier enfant, plus tôt chez celle qui a déjà allaité plusieurs fois, le sein devient gros, pesant, douloureux: c'est la période de la *montée laiteuse*. Dès lors, le colostrum fait place peu à peu au lait véritable.

Le lait de femme est un liquide opalin, blanc bleuté, sans odeur et sucré.

Chimiquement, c'est une émulsion de gouttelettes de graisse dans de l'eau contenant en dissolution des matières albuminoïdes dont la principale est la caséine, un sucre qui est le lactose, de nombreux sels minéraux, enfin, des ferments dont l'importance est considérable et des vitamines indispensables au développement de l'enfant.

Les proportions de ces divers éléments varient, d'une femme à l'autre, et, chez la même femme, avec l'époque de la lactation; le lait sécrété dans les premiers mois est différent du lait sécrété 4 ou 5 mois plus tard. Bien plus, pour un lait de même époque, la composition varie d'un moment à l'autre de la journée, et d'un moment à l'autre de la tétée. Le lait du matin est plus riche en beurre que celui du soir; le lait du début de la tétée est plus riche en caséine et moins riche en beurre que celui de la fin de la tétée. Si les seins sont d'un volume inégal (70 % des cas), le plus petit sécrète le lait le plus riche en beurre.

Cette constatation a une conséquence pratique : quand il est nécessaire, pour une raison quelconque, de faire analyser un lait. on ne peut évidemment se baser sur l'examen d'un lait recueilli à une seule tétée. Il faut un échantillon moyen et, pour l'obtenir, voici la technique la plus aisée.

On fera une prise de lait à chacun des seins au commencement et à la fin de trois tétées : la première, la tétée du midi, et la dernière tétée du soir. Chaque prise de lait sera d'une cuillerée à café environ ; donc deux cuillerées à café par tétée et par sein ; en tout 12 cuillerées à café, ce qui fait 60 cm³ de lait, volume suffisant pour l'analyse. La composition moyenne du lait de femme est la suivante, d'après Lassablière :

Densité..........................	1.032 gr. 2
Extrait sec......................	125 gr. 50
Beurre...........................	33 gr. 70
Lactose anhydre.................	70 gr.
Caseine et albumine.............	14 gr. 50
Sels minéraux...................	2 gr. 19

Les chiffres importants à retenir sont seulement ceux-ci : lactose, 70 gr.; beurre, environ 35 gr. par litre.

Mais ce n'est qu'une composition chimique moyenne. Il est d'excellents laits fort bien digérés par des enfants et dont la teneur en lactose ou en beurre est légèrement différente.

Hygiène de la mère pendant l'allaitement.

Pour que le lait qu'elle fournit à son enfant soit de bonne qualité, et en même temps pour conserver sa santé et éviter la fatigue, la mère doit se soumettre à une hygiène spéciale.

La femme qui allaite doit mener une vie calme et régulière. La sécrétion lactée est mal influencée par la fatigue. La maman qui nourrit doit avoir ses 8 heures de bon sommeil et rester 9 heures au lit. Elle évitera donc les sorties du soir, qui la feront rentrer à une heure avancée de la nuit.

Un exercice modéré est nécessaire. C'est une erreur d'immobiliser une nourrice ; la marche pied, les sports même, mais pratiqués avec mesure, sont à conseiller. Enfin le bain fréquent est une mesure hygiènique excellente.

Régime alimentaire. — La maman qui nourrit son bébé doit, en plus de sa ration d'entretien, prendre une ration supplémentaire destinée à fournir les éléments nécessaires à la sécrétion lactée. D'ailleurs l'appétit et la soif sont généralement accrus chez la femme nourrice. Elle mangera à sa faim, mais ne se suralimentera pas. On croit volontiers qu'une nourrice doit beaucoup manger et l'entourage d'une jeune femme qui allaite fait absorber à la malheureuse, très souvent à son corps défendant, des plats multiples et variés sous le prétexte qu'elle doit *manger pour deux*. Toute exagération est une erreur. Si elle mange trop, la nourrice

contracte des troubes digestifs et devient fatalement
obèse. Ce ne sera bon ni pour elle-même, ni pour son
nourrisson.

Que doit-elle manger? La femme qui allaite n'a
aucune raison de s'astreindre à une nourriture spéciale. Elle mangera ce qui lui plaît. Néanmoins, il
convient de supprimer de son alimentation une série
de mets capables de donner au lait un goût spécial
(asperges, céleris, artichauts, ail'; d'autres comme les
choux, qui ont la propriété de déterminer chez l'enfant
de la diarrhée; enfin certains aliments toxiques, comme
les viandes faisandées et le gibier forcé. A part ces
quelques mets spéciaux, tout peut être permis : lait,
viande de boucherie, volaille, œufs, poissons, farines,
pâtes, légumes secs (pois, lentilles, haricots, fèves',
légumes verts 'haricots, petits pois, épinards), et
même cette pauvre salade souvent bannie bien à tort
car, prise en quantité modérée et sans trop de condi-
ments.elle est un stimulant à l'appétit pour un grand
nombre de jeunes femmes.

Comme boisson, l'eau bouillie ou filtrée, la bière,
les infusions sont excellentes. Ce qu'il faut proscrire,
c'est *l'alcool* qui, s'éliminant en partie par le lait, peut
donner à l'enfant de graves troubles nerveux et des
convulsions. C'est encore le thé et le café, lorsqu'ils
sont pris en trop grande quantité; mais, sauf indication spéciale, il n'y a aucune raison d'interdire un peu
de thé ou de café à l'un des repas. La quantité de

liquide absorbé par une nourrice en 24 heures doit varier entre 2 litres et 2 litres et demi. Voici, à titre d'indication, le régime de 24 heures d'une nourrice bien portante et pesant en moyenne 60 kilos.

Petit déjeuner :   Lait (cacao ou café léger)......... 250 gr.
                        Sucre .... 15 gr.
                        Pain.............................. 100 gr.
                        Beurre .... 10 gr.

Déjeuner de midi : Viande (pesée avant la cuisson)...... 150 gr.
                        Legumes secs (avant-cuisson) ...... 50 gr.
                        Légumes verts (— d° —) .... 100 gr.
                        Entremets .... 50 gr.
                        Fromage........................... 15 gr.
                        Fruits (pesés crus)............... 50 gr.
                        Boissons (eau ou bière)........... 1/2 l.

Goûter :   Lait.............................. 250 gr.
                        Sucre............................. 15 gr.
                        Gâteaux secs ou pain et beurre...... 100 gr.

Diner :   Potage aux pâtes ou légumes....... 200 gr.
                        Viande............................ 150 gr.
                        Légumes secs...................... 50 gr.
                        Légumes verts..................... 100 gr.
                        Fromage .... 15 gr.
                        Entremets......................... 50 gr.
                        Fruits............................ 50 gr.
                        Boisson........................... 1/2 l.

Mais, dira-t-on, quels sont parmi ces aliments ceux qui sont susceptibles d'activer la sécrétion lactée ? Ceci est extrêmement variable d'une femme à l'autre, et on ne peut donner une règle générale. Chez certaines, la sécrétion lactée semble réellement influencée par les féculents et les pâtes; mais on ne saurait contraindre toutes les nourrices à suivre ce régime s'il leur déplaît. La femme qui allaite, doit avant tout manger en quantité suffisante, et des aliments suffisamment nutritifs; elle le fera d'autant plus volontiers qu'elle mangera ce qui lui fait plaisir.

Quant aux médications *galactogènes*, leur action est des plus variable et des plus hypothétique.

Ce que la nourrice cherchera par son régime à éviter, ce sont les troubles digestifs, qui toujours ont une répercussion sur l'enfant, et avant tout la *constipation*. Lorsque la constipation survient, il convient d'insister sur les légumes verts : épinards, salade cuite, les compotes; au besoin on peut user de suppositoires et de lavements. Jamais on n'aura recours aux purgatifs, accusés, peut-être avec raison, de diminuer le lait, mais qui à coup sûr fatiguent inutilement la nourrice et par ricochet le nourrisson. Une cuillerée à entremets d'huile de ricin ou quelques laxatifs doux (paraffine ou vaseline liquide par exemple) auront d'excellents résultats.

Hygiène locale. — A côté de ces règles générales, la femme qui allaite doit se soumettre à des règles d'hygiène locale destinées à éviter les gerçures et les crevasses du mamelon. Déjà, dans les semaines qui précèdent la naissance du bébé, la maman fera chaque jour un savonnage à l'eau bouillie additionnée par moitié d'alcool à 90°, puis un pétrissage avec le doigt enduit de vaseline. Ces soins ont pour but de préparer et de former le mamelon pour le rendre plus accessible à la bouche du tout petit, et encore d'endurcir l'épiderme toujours délicat et fragile qui recouvre la pointe des seins.

Pendant l'allaitement, avant et après chaque tétée, le mamelon est lavé à l'eau bouillie; entre les tétées, on le recouvre d'un linge fin pour éviter le frottement des vêtements.

La Ration de l'enfant au sein.

Nous envisagerons successivement la ration du nouveau-né et la ration du nourrisson.

Quand l'enfant cesse-t-il d'être un nouveau-né? Nous admettons, avec le Dr Wallich, que le nouveau-né devient un nourrisson le jour où il a repris son poids de naissance.

Pendant les premières heures de sa vie, l'enfant ne réclame rien et dort. Ce n'est qu'au bout de 12 heures environ qu'il commence à crier pour exprimer sa faim. Le peu de colostrum sécrété par le sein l'apaisera en général et, dans la période qui précède la montée laiteuse, il n'y a aucun inconvénient à laisser téter l'enfant chaque fois qu'il semblera le désirer. Si la montée laiteuse tarde un peu trop, si les cris du nouveau-né persistent, on peut calmer sa faim par quelques cuillerées de lait stérilisé coupé d'eau par moitié. Mais il y a intérêt à le laisser en appétit, pour qu'il tette vigoureusement afin d'activer la sécrétion lactée.

Aussitôt que la montée laiteuse s'est produite, on commence à régler les tétées. On peut mettre un nouveau-né au sein toutes les deux heures. On admet qu'un enfant, dans les premiers jours de sa vie, doit prendre à peu près autant de fois 80 gr. qu'il a de jours.

Premier jour,	l'enfant ne prend rien.	
Deuxième jour,	80×2	160 gr.
Troisième jour,	80×3	240 gr.
Quatrième jour,	80×4	320 gr.
Cinquième jour,	80×5	400 gr.

Du 10ᵉ au 15ᵉ jour, il atteindra sa ration normale de nourrisson. *D'ailleurs, rien n'est plus variable que la quantité de lait prise par un nouveau-né.* Suivant l'abondance et la précocité de la sécrétion lactée, suivant leur appétit, les enfants prennent des tétées d'importance très différente. La seule chose utile à retenir, c'est que l'estomac du nouveau-né est tout petit, qu'il ne faut pas lui donner des rations trop fortes : 50 à 60 gr. environ par prise de lait. Des tétées plus abondantes pourraient le dilater, le bébé aurait des régurgitations et peut-être même des vomissements.

Ration du nourrisson. — Lorsque le nouveau-né devient un nourrisson, il doit recevoir une nourriture conforme à ses besoins.

Le fonctionnement de ses divers organes et surtout la déperdition de la chaleur par le rayonnement de la surface cutanée exigent une ration quotidienne dite : *ration d'entretien.* En outre, le nourrisson s'accroît en taille et en poids, il est nécessaire de lui fournir une série de substances déterminées capables d'apporter à son organisme les éléments exigés par cette croissance; c'est ce qu'on appelle : *la ration de croissance.* La ration totale comprend la somme de la ration d'entretien et de la ration de croissance.

La ration d'entretien du nourrisson, d'après les physiologistes modernes, est basée sur le rayonnement, ou déperdition de chaleur par la surface cutanée. Or, la surface cutanée de l'enfant ne s'accroît pas proportionnellement à son poids. Les tables de Michel et Perret donnent les chiffres suivants :

```
Enfants de   3 kilos,  surface cutanée : 20 dcm²
    —        6 —        —        —        30 —
    —        9 —        —        —        40 —
    —       12 —        —        —        50 —
```

Le rayonnement calorique du nourrisson n'augmentant pas proportionnellement à son poids, sa ration d'entretien ne doit donc pas augmenter proportionnellement à celui-ci.

D'autre part, nous avons vu que, de la naissance à 2 ans, la croissance en poids et en taille est d'autant moins rapide que l'enfant est plus âgé.

La ration de croissance ne doit donc pas augmenter proportionnellement avec l'âge.

Michel et Perret ont dressé une table basée sur le calcul des rations d'entretien et de croissance devant être fournis par un lait maternel. Elle a été simplifiée comme il suit par le Professeur Nobécourt :

				gr. de lait
Les enfants de 3 k. prendront 18 % du poids du corps...				540
— 4 k.	—	16 %	—	640
— 5 k.	—	15 %	—	750
— 6 k.	—	14 %	—	840
— 7 k.	—	13 %	—	990
— 8 k.	—	12 1/2 %	—	1.000
— 9 k.	—	12 %	—	1.080

Cette table est logique, car si la quantité de lait augmente au fur et à mesure que l'enfant se développe, la quantité de lait rapportée à l'unité de poids est d'autant plus faible que le poids est plus élevé.

Mais il ne faut pas être trop absolu. *Il n'existe pas une ration normale du nourrisson, mais des rations variables avec chaque enfant.* On voit des enfants se développer très bien avec de faibles rations et présenter des accidents dès qu'on veut suivre une table théorique. D'autres, au contraire, augmentent irrégulièrement avec la ration dite normale, et l'on est obligé de forcer la dose pour obtenir un résultat satisfaisant. Les laits de femme sont en effet plus ou moins nutritifs, et les facultés d'assimilation d'un enfant peuvent être plus ou moins grandés. L'écueil de *l'hypo-alimentation*, à laquelle certaines jeunes mamans soumettent leur tout petit dans la crainte exagérée de le suralimenter, doit être signalé.

C'est au médecin qui surveille l'enfant de déterminer une ration convenable.

Réglementation des tétées.

La réglementation des tétées doit être basée sur les données suivantes : l'enfant a un estomac peu volumineux, l'estomac met en moyenne 2 h. 1/2 à s'évacuer ; d'autre part la mère, pour être bonne nourrice, a besoin de repos et il est nécessaire de lui ménager un minimum de 6 heures consécutives de bon sommeil la nuit.

Pendant les deux premiers mois, il est bon de donner *8 repas par jour à l'enfant.* Pour un enfant de 3 k., dont la ration totale doit être, nous l'avons vu, de 540 gr. par 24 heures, cela fait :

$$\frac{540}{8} = \text{environ 65 gr. par tétée.}$$

Ces tétées seront avantageusement données toutes les 2 h. 1/2. En donnant la première tétée à 6 heures du matin par exemple, l'enfant tétera pour la dernière fois à minuit. La maman et son bébé dormiront donc

6 heures consécutives, et c'est une habitude que l'on doit donner à l'enfant dès les premiers jours.

Au troisième mois, on peut sans inconvénients *réduire le nombre des tétées à 7.* Ceci permettra de mettre 3 heures d'écart entre chacune d'elles. La première tétée étant donnée par exemple à 6 heures du matin, la dernière sera prise à minuit. C'est ainsi qu'à partir de 2 mois, si bébé pèse 5 k., ce qui est un poids moyen, sa ration quotidienne devant être environ 750 gr., le poids de chaque tétée sera :

$$\frac{750}{7} = \text{environ } 110 \text{ gr.}$$

Sous l'influence de certaines méthodes allemandes, on avait voulu depuis quelques années essayer de mettre le tout petit, dès les premiers jours, au régime de 6 et même 5 tétées. Cela en effet simplifie bien des choses. Mais qu'en résulte-t-il ? Très souvent, au bout d'un mois de ce système, le petit estomac se détraque et la maman se voit contrainte de reprendre le vieux régime français des 7 ou 8 tétées. D'autres fois, si l'enfant est plus résistant et les enfants élevés au sein en raison de la qualité de l'aliment résistent longtemps à toute erreur de régime, qui nous prouve qu'il ne paiera pas à longue échéance cette surcharge exagérée du tube digestif ? Cette façon de faire nous vient d'Outre-Rhin... Peut-être dans ce pays les estomacs sont-ils faits, de par un long atavisme, à supporter les doses massives. Ce n'est pas le cas des tout petits de France.

Donc 8, puis 7 tétées dans les 3 premiers mois. Ce n'est qu'à 4 mois que le régime des 6 tétées sera essayé. Je dis essayé, car il est bien entendu que si l'estomac du bébé ne semble pas bien le supporter, on reviendra en arrière encore quelques semaines.

Lorsque le régime des 6 tétées sera établi sans inconvénient, on les répartira de telle sorte que la mère et l'enfant aient 9 heures consécutives de sommeil. La quantité de lait prise à chacune des tétées sera calculée d'après la ration totale. Un enfant de 7 k., avec une ration quotidienne de 840 gr., aura :

$$\frac{840}{6} = 140 \text{ gr. de lait par tétée.}$$

D'ailleurs, il serait excessif d'exiger que l'enfant prît à chaque tétée une quantité rigoureusement invariable ; ce serait tout à fait inapplicable dans la pratique. Le matin, après le repos de la nuit, les seins sont chargés de lait et bébé prend en général une première tétée plus importante que les suivantes. Il n'y a pas lieu de s'en inquiéter, à quelque 20 gr. près : ce qui importe, c'est que la dose quotidienne soit suffisante et que l'écart entre le volume des tétées ne soit pas trop considérable.

En résumé, la répartition suivante des tétées est

sans inconvénient pour l'enfant et pratique pour la maman :

De la naissance à 2 mois révolus. .   **8** tétées par 24 heures
De 2 mois à 4 mois révolus   7   »   »
De 4 mois à 13 mois révolus. . . .   6   »   »

La tétée. — On doit mettre l'enfant au sein 12 à 18 heures après sa naissance. Il n'y a aucun inconvénient à attendre quelques heures de plus si la mère est fatiguée. Pour donner la première tétée, la mère ne peut s'asseoir ; elle se couche sur le côté et la garde lui met l'enfant dans les bras. En pressant le sein, elle fait couler quelques gouttes de colostrum dans la bouche du bébé. L'enfant prend le bout du sein et exerce les mouvements de succion. Souvent il s'arrête au bout de quelques instants et menace de s'endormir ; il faut le secouer légèrement pour le réveiller et chatouiller ses lèvres avec le mamelon pour l'inviter à le reprendre. Ces premières tétées, en général très courtes, doivent être répétées à chacun des deux seins de nombreuses fois dans la journée.

Si la montée laiteuse tarde trop à s'établir on peut, comme nous l'avons dit, faire boire à l'enfant du lait de vache stérilisé coupé d'eau. Mieux vaut le laisser sur son appétit pour qu'il tette vigoureusement, excitant ainsi la sécrétion lactée. Dès que celle-ci s'est établie : « L'enfant mis au sein le saisit avidement et fait des mouvements de succion. On entend alors, en prêtant l'oreille, un bruit spécial produit par la déglutition. De temps en temps l'enfant se repose, puis il recommence à téter. Au bout d'un temps variable, de 5 à 10 minutes au plus, l'enfant fait des mouvements de succion de plus en plus espacés et s'endort la bouche humide de lait. » (Wallich.)

La durée de la tétée varie suivant l'abondance de la sécrétion lactée et aussi suivant la vigueur de l'enfant. Elle ne doit pas en principe dépasser de 15 à 20 minutes. 10 minutes est une bonne moyenne chez un enfant vigoureux tétant une bonne nourrice. Lorsque la sécrétion lactée est abondante, on peut donner un seul sein à chaque tétée, mais ce n'est pas une règle absolue. La sécrétion lactée est favorisée par la tétée plus fréquente, et si la mère est une nourrice moyenne, elle offrira les deux seins à chaque tétée ; le lait deviendra plus abondant.

Plus tard, pour donner à téter, la mère s'assied sur une chaise basse. Elle place le pied du côté correspondant au sein donné sur un tabouret (fig. 15). Le bébé est couché sur ses genoux, la tête reposant sur l'avant-bras et tournée vers le sein ; de la main demeurée libre, la mère saisit le mamelon, le place entre les lèvres de l'enfant et d'un doigt elle déprime son sein, de façon à ce que le nez du tout petit soit bien dégagé, qu'il puisse respirer librement, sans quoi il ne pourrait pas téter.

La quantité de lait que l'enfant absorbe dans une

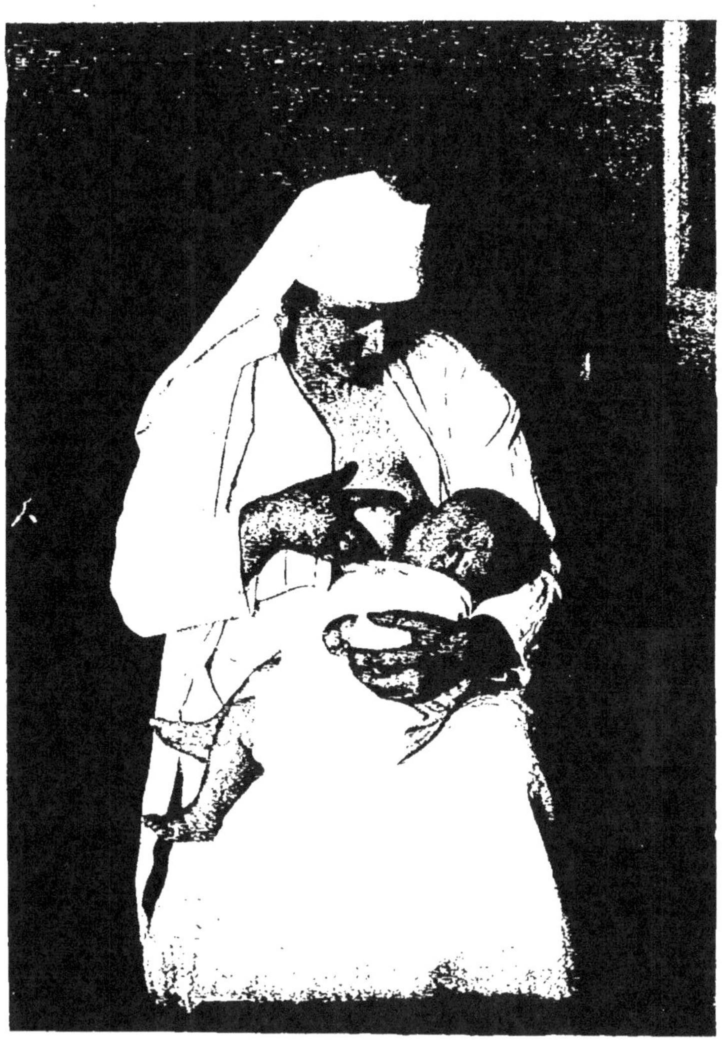

Fig. 15. — Bébé tette.

tétée est très variable. Si le lait est abondant, il peut en quelques minutes prendre une centaine de grammes; dans le cas contraire, il peut rester 20 minutes ou 1/2 heure en n'ayant pris qu'une quantité très faible. On ne peut donc se baser sur la durée de la tétée pour savoir si l'enfant a pris une ration suffisante; seule la balance donne un renseignement exact.

Avant de mettre un enfant au sein, on le pose tout habillé dans la corbeille du pèse-bébé et on fait la tare. Lorsqu'il a tété 10 minutes; on le place à nouveau sur la balance et on établit l'équilibre avec des poids qui représentent la quantité de lait absorbé. Si cette quantité n'est pas suffisante, le bébé sera remis au sein quelques minutes.

Dans les premières semaines, il est préférable de peser chacune des tétées. C'est le seul moyen de voir exactement si l'enfant trouve dans le sein maternel une quantité de lait suffisante. C'est aussi le seul moyen d'établir, pour un nourrisson donné, la durée approximative d'une tétée.

Mais plus tard, si l'enfant est en bon état et que l'augmentation de poids soit suffisante, il est inutile de peser chaque prise de lait. Il est bon cependant de s'assurer de temps en temps que les rations sont convenables.

Incidents et accidents de l'allaitement maternel.

Il peut arriver que la conformation du sein soit défectueuse, que le mamelon ne soit pas suffisamment saillant pour que l'enfant le saisisse aisément. Nous avons vu comment, dans les mois qui précèdent la naissance, on doit, par des massages quotidiens et des lotions à l'alcool, le former et l'endurcir.

Parfois le mamelon, loin de faire saillie, est déprimé ou ombiliqué. Dans l'un et l'autre cas, quand l'enfant ne peut le saisir entre ses lèvres, on a recours à des appareils, bouts de seins ou téterelles, par l'intermédiaire desquels l'aspiration du lait peut se faire.

Le plus simple est le bout de sein de Bailly , fig. 16 . C'est une petite clochette en verre dont la base, munie d'un rebord arrondi, s'applique sur le sein, encerclant le mamelon, et dont le sommet perforé est muni d'une tétine ordinaire. On place cette tétine dans la bouche de l'enfant, qui aspire le lait. Mais cette aspiration exige

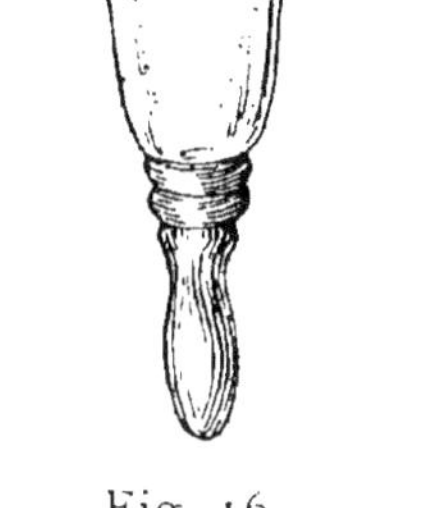

Fig. 16.
Bout de sein.

un effort que le nouveau-né ne peut pas toujours fournir. D'autres appareils parent à cet inconvénient. Ils se composent, comme la *téterelle de Budin* par exemple, d'une cupule en verre semblable à celle du bout de sein, mais dont la base a deux orifices : l'un est muni d'un tube de caoutchouc grâce auquel on peut par aspiration faire le vide dans la cupule; l'autre, situé du côté opposé, porte également un tube de caoutchouc terminé par une tétine que l'enfant tette (fig. 17).

Enfin l'appareil le plus perfectionné est le succi-pompe ou *lacto-pompe de Rohan*. Il se compose d'un récipient de 50 à 60 cm³, portant latéralement un bout de sein. L'extrémité supérieure présente un orifice muni d'un tuyau de caoutchouc auquel on adapte une pompe aspirante. Grâce à cet appareil, on peut vider complètement un sein et donner le lait à boire à l'enfant, soit qu'il le puise au récipient même, — qui est dans ce cas muni d'un orifice inférieur portant un tuyau de caoutchouc terminé par une tétine. — soit qu'on transvase le lait dans un biberon ordinaire.

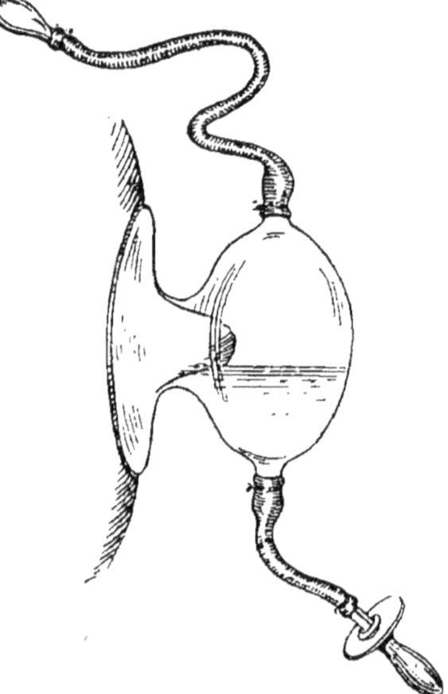

Fig. 17. — Téterelle de Budin.

Tous ces instruments doivent être convenablement bouillis avant l'usage. Souvent, après quelques jours d'aspiration du lait avec un quelconque de ces appareils, le mamelon commence à sortir, à se former et, l'enfant devenant plus vigoureux et plus habile à téter, on peut se passer de la téterelle. Mais parfois le mamelon peut rester ombiliqué, et insister davantage pourrait occasionner des accidents. Mieux vaut, quelques regrets qu'on en aie, renoncer à l'allaitement au sein.

Gerçures et crevasses. — Un incident ennuyeux et douloureux de l'allaitement, c'est l'apparition au niveau du mamelon de gerçures et de crevasses. Pour les éviter pendant l'allaitement, il convient de laver le mamelon avec de l'eau bouillie avant et après chaque tétée. Il est nécessaire, après chaque lavage, de bien sécher avec un tampon d'ouate. Si malgré ces précautions le bout du sein devient rouge et irrité, il sera bon après chaque lavage, pour assurer une sécheresse parfaite, de saupoudrer avec du sous-nitrate de bismuth, en ayant soin de bien enlever ce produit avant la tétée suivante avec de l'eau bouillie et chaude.

Cependant on peut, malgré ces précautions, voir apparaître les crevasses; les tétées dès lors deviennent douloureuses, si douloureuses parfois que la mère en voit arriver l'heure avec angoisse; souvent elle est obligée de demander qu'on la maintienne pour ne pas se dérober lorsque le tout petit saisit le mamelon entre ses lèvres.

Ces crevasses peuvent saigner, et en même temps que le lait l'enfant absorbe quelques gouttes de sang que l'on peut retrouver dans les selles.

Que faire en cas de crevasses? — Il faut tout d'abord exagérer les soins de propreté et faire avec plus de

9

précaution encore les lavages du mamelon avant et après chaque tétée.

Entre les tétées, on doit mettre le sein à l'abri de l'air et de toute irritation extérieure. On appliquera par exemple un mélange de glycérine boratée et de teinture de benjoin, ou encore une solution de nitrate d'argent, ou enfin une des nombreuses préparations spécialisées dont quelques-unes, à base de kératine, donnent d'excellents résultats.

Pendant que durent les crevasses, il faut employer un des appareils que nous avons décrits, qui permettra d'éviter la succion directe.

Abcès du sein. — L'accident le plus grave de l'allaitement est l'abcès du sein : il fatigue la mère, la fait souffrir et est souvent cause de l'interruption de l'allaitement maternel, qui peut être définitive. Cet accident apparaît presque toujours dans les premières semaines de la lactation, venant compliquer crevasses et gerçures ? C'est pourquoi il est si important de faire tout le nécessaire pour éviter celles-ci et de les soigner énergiquement lorsqu'elles sont apparues.

Obstacles à l'allaitement maternel. — Contre-indications.

Le principe de l'allaitement maternel ne saurait être discuté. Ainsi que le proclame le Dr Pinard, *le lait de la mère appartient à l'enfant.* Cependant il est des cas où l'allaitement au sein est impossible ; d'autres, infiniment rares il est vrai, où il doit être interdit.

Certains obstacles à l'allaitement maternel sont d'ordre social.

La femme riche, qui refuse d'allaiter son enfant sous le seul prétexte de pouvoir sans entrave continuer sa vie mondaine, n'a aucune excuse : elle déserte le poste de confiance que la nature lui a assigné.

D'autres voient dans leur profession (profession libérale ou commerciale) un obstacle à l'allaitement au sein. Une mère bien portante, suivant les règles d'une bonne hygiène, peut allaiter même en surveillant un commerce, même en exerçant une profession comme celle de professeur, d'avocat ou de médecin. C'est une simple question d'organisation. L'enfant sera exclusivement nourri au sein pendant les 3 ou 4 premiers mois; puis, quand le cap pénible sera doublé, la mère pourra donner le sein à la tétée du matin, à celle de midi, à celle du soir, les autres étant données au biberon. Ainsi sera réalisé l'allaitement mixte, que nous aurons à étudier plus loin.

Mais il est oute une catégorie de femmes pour lesquelles le métier constitue un obstacle véritable ; ce sont les employées, les ouvrières d'usine ou d'ateliers, quittant leur logis tôt le matin, le regagnant seulement le soir, fatiguées par une journée de travail ; c'est le cas aussi des domestiques. C'est pour elles toutes que chaque jour s'élaborent de nouvelles lois, se fondent de nouvelles œuvres : Crèches, Pouponnières, toujours nécessaires, mais encore insuffisantes.

A côté de ces raisons d'ordre social qui ne devraient pas exister, il est des contre-indications d'ordre physiologique et pathologique. Évidemment, l'absence de glandes mammaires, les malformations du mamelon rendent impossible l'allaitement; ce sont heureusement des cas rares.

Les abcès du sein peuvent constituer une contre-indication, tout au moins passagère. Le lait mélangé de pus qu'absorberait l'enfant ne peut que lui être néfaste. De plus, comme l'abcès reste rarement unique, on se voit contraint le plus souvent d'abandonner l'allaitement maternel.

Lorsqu'une *nouvelle grossesse* apparaît chez une femme nourrice, il n'y a aucune raison pour qu'elle cesse d'allaiter son enfant pendant les 4 ou 5 premiers mois; à cette période, il est préférable d'interrompre l'allaitement au sein pour éviter une trop grande fatigue à la mère, et aussi parce que le lait perd de ses propriétés nutritives, sa composition tendant à se rapprocher de celle du colostrum.

Lorsque la mère est atteinte pendant l'allaitement d'une *maladie infectieuse aiguë* (typhoïde ou pleurésie par exemple), il faut sevrer l'enfant. Dans les cas d'infection de courte durée, l'allaitement pourra être poursuivi. Le médecin traitant d'ailleurs sera le seul bon juge; il prendra une décision variable avec l'état de la sécrétion lactée, la courbe du poids de l'enfant, son âge, etc.

Les maladies chroniques : tuberculose, maladie de cœur, anémie grave, interdisent formellement l'allaitement.

Il se peut enfin que l'obstacle à l'allaitement maternel vienne de l'enfant : le raccourcissement du frein de la langue, vulgairement appelé *filet*, est rare. Quand il existe, il rend la tétée difficile et il est nécessaire de le couper ; c'est une petite opération qui doit toujours être faite avec des instruments stérilisés.

Plus graves sont les *malformations de la bouche :* bec-de-lièvre, perforation du voile du palais, qui rendent la tétée impossible.

2° ALLAITEMENT AU SEIN PAR NOURRICE MERCENAIRE

Lorsque la mère ne peut nourrir et que l'enfant est chétif, débile, dans un état de santé inquiétant, il vaut mieux lui donner une nourrice que d'essayer un allaitement artificiel. Un enfant mis au sein d'une bonne nourrice est à peu de chose près dans les mêmes conditions que s'il était nourri par sa mère.

Il y a deux catégories de nourrices : les nourrices à distance et les nourrices sur lieu. Les nourrices à distance emportent chez elle le nourrisson qu'on leur confie pour lui donner le sein. Cette coutume, de plus en plus abandonnée à l'heure actuelle, donne des résultats déplorables. Envoyer un enfant chez une nourrice à distance, c'est le condamner à mort à peu près certainement puisque la mortalité chez les tout petits élevés de cette façon atteint le chiffre effrayant de 17 %. Tout vaut mieux que cette décision.

Les nourrices sur lieu, viennent habiter chez les parents de l'enfant et peuvent être étroitement surveillées.

Le choix d'une nourrice. — Choisir une nourrice est une grave question, qui nécessite un examen minutieux.

On trouve des nourrices dans des bureaux de placement spéciaux qui existent à Paris et dans les grandes villes. On peut encore, en les retenant d'avance, les faire venir directement de la campagne.

Il ne faut prendre une nourrice ni trop jeune, ni trop vieille. Les meilleures ont de 20 à 30 ans. Une femme qui a nourri une fois ou deux et qui s'est montrée bonne nourrice doit être préférée à celle qui en est à sa première lactation et qui n'a pas fait ses preuves. La nourrice doit être accouchée depuis 2 ou 3 mois; si elle est à peine relevée, les suites d'accouchement sont toujours à craindre. D'autre part, un lait trop vieux ne serait pas favorable à un nouveau-né. Ne faites pas attention au pays d'origine, — il peut y avoir dans tous les pays d'excellentes nourrices, — mais exigez un examen médical sérieux, car il faut être plus sévère pour l'état de santé de la nourrice qu'on ne le serait pour celui de la propre mère de l'enfant si elle l'allaitait.

Les tares qu'il faut rechercher avant tout et qui

doivent faire éliminer une nourrice sont : la syphilis et la tuberculose.

Il faut encore examiner attentivement l'état des seins. On ne doit pas accepter une femme ayant un seul sein utile, ou des mamelons ombiliqués que l'enfant ne pourrait saisir. Il est important de vérifier l'importance de la sécrétion lactée; celle-ci, on le sait, n'est pas toujours en rapport avec le volume des seins.

On examinera en outre le lait, jugeant de son apparence et de sa couleur. Il sera prudent d'en recueillir pour un examen microscopique permettant d'apprécier rapidement les qualités d'un lait. Il est rare qu'on ait le temps de faire un examen chimique dans les règles, avant de choisir la nourrice.

Enfin une nourrice ne doit pas être examinée sans son nourrisson. Le bon état de l'enfant, son embonpoint, sa bonne mine, sa gaîté sont les meilleures preuves des qualités du lait de la mère. Mais il ne suffit pas de s'arrêter aux apparences extérieures, et on doit faire un examen complet du petit être.

Quand la nourrice ne présente pas de tares et qu'elle offre un ensemble de qualités suffisantes, on la fait entrer en fonctions. Il est préférable de garder l'enfant de la nourrice pendant quelques jours pour entretenir la sécrétion lactée, surtout si le nourrisson qu'on lui donne est un débile, un malingre qui tète peu. Ce procédé a en outre l'avantage d'habituer plus facilement la nourrice à son nouveau genre de vie.

Une mère ne doit se résigner à prendre une nourrice que si la santé de son propre enfant est en jeu. Elle doit songer à cet autre petit qu'elle prive pendant les mois où il en a le plus besoin d'une chose irremplaçable : sa mère. Qu'elle songe que pour donner du lait de femme à son enfant, elle expose un autre enfant à la mort.

Hygiène de la nourrice mercenaire.

C'est évidemment la même que celle de la mère nourrice que nous avons étudiée plus haut.

Mais ici une surveillance attentive s'impose, car nous avons à lutter contre une série de préjugés et d'erreurs. Une nourrice fait souvent abus de vin, de viande qu'elle considère comme des fortifiants.

Il est nécessaire de veiller à la propreté de la nourrice et de surveiller la réglementation de tétées ; très souvent, en effet, dans les meilleures intentions du monde, elle fait téter trop souvent son nourrisson. On doit rigoureusement interdire qu'elle prenne l'enfant avec elle dans son lit, et il faut exiger qu'elle se lève pour donner la tétée de la nuit.

II

ALLAITEMENT ARTIFICIEL

Lorsque l'enfant, au lieu d'être nourri au sein, est allaité exclusivement avec du lait animal, on dit que l'allaitement est artificiel.

L'allaitement artificiel ne doit être adopté que s'il est bien prouvé que la mère ne peut pas donner le sein à son enfant, et si l'enfant est normal et bien constitué.

Si l'enfant est malingre, débile, que sa mère ne puisse l'allaiter il faut, plutôt que de lui donner du lait animal, lui choisir une nourrice.

Le lait animal le plus souvent employé est le lait de vache. Pratiquement, en effet, les autres laits (lait d'ânesse ou lait de chèvre) ne sont pas d'un usage courant.

Le lait d'ânesse a joui pendant un certain temps de quelque faveur parce que c'est un lait maigre. Il n'est pas assez nourrissant pour un enfant normal et ne peut être employé que temporairement, pour un nourrisson dyspeptique.

Il ne supporte pas, en outre, la stérilisation ; il faut donc le traire par la méthode aseptique : aussi le prix de revient est-il extrêmement élevé.

Le lait de chèvre est donné aux nourrissons dans les pays de montagnes. On a voulu répandre son usage dans les villes et surtout à Paris, sous prétexte que la chèvre est un animal qui se tuberculise moins facilement que la vache. Si cela est exact pour les chèvres qui vivent libres, ce n'est plus vrai lorsque les animaux sont groupés et vivent à l'étable. De plus, les chèvres sont souvent le véhicule d'une espèce microbienne dangereuse pour l'homme déterminant la fièvre de Malte. Enfin la richesse extrême en caséine du lait de chèvre le rend fort indigeste pour le nouveau-né.

S'il s'agit d'un nourrisson de quelques mois, robuste, et qu'on vive à la campagne, on peut avoir pour nourrir l'enfant une chèvre blanche de race alpine. Les animaux de cette race sélectionnée ont peu d'odeur ; leur lait, moins riche en caséine, a une composition assez voisine de celle du lait de femme pour qu'il puisse être donné à l'enfant, pur.

Le lait de vache.

Le congrès de l'aliment pur tenu à Genève en 1908 à donné du lait la définition suivante : « Le lait est le produit intégral de la traite totale et ininterrompue d'une femelle laitière bien portante, bien nourrie et non surmenée. Il doit être recueilli proprement et ne pas contenir de colostrum. » Tous les termes de cette définition doivent être rigoureusement respectés si on ne veut pas que le lait animal soit un breuvage dangereux pour le nourrisson.

Dans ces conditions, le lait de vache est un liquide blanc jaunâtre, d'odeur fade et de saveur légèrement sucrée.

Lorsqu'on l'abandonne à lui-même dans un vase, le lait, s'il est de bonne qualité et non falsifié, se divise en deux couches : une couche supérieure, la crème, qui contient la plus grande partie du beurre du lait, et une partie inférieure, le lait, qui contient la caséine et les différents sels minéraux.

Aussitôt après la traite, le lait est neutre, c'est-à-dire qu'il ne modifie pas la couleur du papier de tournesol. Au bout de quelques heures, sa réaction est amphotère, c'est-à-dire qu'il rougit légèrement le papier de tournesol bleu et bleuit légèrement le papier de tournesol rouge. Au bout d'un temps plus ou moins long suivant la température atmosphérique, plus vite en été qu'en hiver, le lait aigrit et rougit nettement le papier bleu de tournesol. Ceci veut tout simplement prouver *qu'il faut donner du lait fraîchement trait, avant la formation des acides de fermentation.*

Par sa composition chimique, le lait de vache se différencie du lait de femme.

Le lait de vache est légèrement plus riche en beurre; il contient plus de caséine que le lait de femme, qui renferme une plus grande quantité d'autres matières albuminoïdes.

Or, toute albumine étrangère introduite dans un organisme quelconque est éliminée après avoir déterminé une réaction de défense. Le travail de digestion à effectuer pour la caséine du lait de vache est beaucoup plus pénible que pour la caséine du lait de femme.

Ceci est d'ailleurs bien démontré, par le mode de coagulation de ces deux laits dans l'estomac de l'enfant : le lait de vache se coagule sous forme de gros caillots compacts, le lait de femme en petits grumeaux ténus faciles à attaquer par le suc gastrique.

	Femme	Vache
Densité	1030	1032
Caséine.	10,3	36
Albumine. . . .	12,6	
Beurre	37,38	40
Lactose.	62,1	50
Sels minéraux.	3,1	7

D'ailleurs, cette composition du lait de vache n'est qu'une composition moyenne. Il existe des variations suivant la race, le mode d'alimentation, l'âge et le nombre des vêlages.

Les deux races françaises extrêmes sont la Normande et la Morvandelle.

	Normande	Morvandelle
Beurre.	51,1	36,1
Lactose	58,5	46,2
Matières azotées	36	28,5
Sels minéraux	7,7	5,3

La vache laitière. Choix et hygiène.

Lorsqu'on habite à la campagne et qu'on se voit contraint d'élever un enfant artificiellement, il est préférable, si cela est possible, d'avoir une vache, qui fournit un lait dont on est sûr. Donner un lait de bonne qualité est en effet la condition essentielle de la réussite de l'allaitement artificiel.

Le choix de la race a son importance, puisqu'il est des vaches fournissant des laits riches (40 à 60 gr. de beurre par litre) : ce sont les races Normande, Bretonne, Jersiaise et Flamande; d'autres qui donnent des laits plus pauvres (35 à 50 gr. de beurre par litre): Charolaise, Morvandelle et Hollandaise. Ces indications sont nécessaires à connaître pour établir la ration de l'enfant et la proportion du coupage.

La vache laitière de choix est un animal de 5 à 6 ans à son troisième vêlage.

Le lait sécrété pendant les 10 jours qui suivent le vêlage ne doit pas être donné à un nourrisson.

La vache, enfin, doit être dans un état de santé parfaite et ne présenter aucun signe de tuberculose ou de fièvre aphteuse.

Alimentation de la vache laitière. — Pour entretenir l'animal en bon état de lactation, certains aliments doivent être préférés : foin riche en légumineuses, farine d'orge, d'avoine, de maïs, son du blé, enfin le trèfle et la luzerne des pâturages.

Il est certains aliments qu'on ne doit jamais donner à une vache fournissant le lait aux enfants : feuilles de betteraves, feuilles de vigne, raves, les drèches (résidu des distilleries de betteraves et des sucreries), les tourteaux (résidu des brasseries). Ces divers produits communiquent au lait des propriétés dangereuses, pouvant altérer la santé du nourrisson.

L'étable doit être vaste et bien aérée. Le Conseil d'hygiène de la Seine prescrit, pour les vacheries parisiennes, un minimum de 25 m³ d'air par vache laitière.

Les urines ne doivent jamais séjourner dans l'étable, mais être évacuées par des caniveaux. Mangeoires et sol seront lavés quotidiennement; la litière, abondante, sera renouvelée chaque jour.

Le séjour au pâturage est excellent pour les vaches laitières. C'est une coutume assez générale dans les pâturages normands, et que plusieurs éleveurs des environs de Paris ont adoptée sous le nom d'élevage à la belle étoile. Mais l'herbe du pâturage ne suffisant pas toujours à la vache laitière, il est d'usage de lui apporter une ration de supplément.

La traite. — Il faut bien le dire, la traite n'est en général l'objet d'aucune précaution; et pourtant, pour que le lait ne soit pas dangereux, elle doit être faite avec la plus grande propreté.

La personne chargée de la traite doit être en bonne santé, ne pas être convalescente d'une maladie infectieuse et surtout ne pas être atteinte de tuberculose.

Il est préférable de ne pas traire la vache dans l'étable, où voltigent des poussières souillées, mais dans une pièce voisine réservée à cet effet.

Le pis doit être lavé et savonné avant la traite, ainsi que les mains du trayeur.

Les cruches dans lesquelles on reçoit le lait doivent être quotidiennement lavées à l'eau contenant $1\,^0/_0$ de carbonate de soude, plusieurs fois rincées et ébouillantées avant la traite.

Le premier jet du lait, souillé par les microbes qui vivent à l'extrémité des canaux excréteurs, sera recueilli à part. Le reste tombera dans la cruche préparée.

Ces indications étant scrupuleusement suivies, le lait peut être, sans danger, consommé sur place, et cru, par un enfant. Malheureusement ceci est extrêmement rare. Demander à un vacher de laver les mamelles de la vache avant la traite et de se laver lui-même les mains semble encore à l'heure actuelle un rêve chimérique, et pourtant que de vies précieuses on sauverait avec ces simples précautions !

Production industrielle du lait.

Dans les villes, il faut bien se résigner à donner à l'enfant le lait livré par le commerce. Comment ce lait arrive-t-il à Paris? La plus grande partie du lait consommé dans la capitale est du lait dit de *ramassage*. Les laitiers installent au centre d'une zone de production du lait : Normandie, Brie, Beauce, des établissements d'où chaque matin partent des employés pour faire une tournée dans les fermes avoisinantes où ils achètent le lait. Le lait récolté, qui est donc un mélange de laits de différents âges, est soumis dans l'établissement collecteur à une opération appelée la pasteurisation.

La pasteurisation consiste à porter d'abord le lait, pendant une demi-heure environ, à 75° ou 80°, puis à le refroidir brusquement à 5° ou 6°. Il est ensuite enfermé dans de grandes boîtes de fer-blanc d'une contenance de 25 à 30 litres, qui sont envoyées à Paris. Tout le monde a vu le matin la distribution de ces boîtes se faire chez les détaillants.

La pasteurisation n'assure pas au lait une stérilisation suffisante; elle a pour but unique de permettre sa conservation pendant le voyage. Ce lait ne peut être donné à l'enfant sans subir une stérilisation que nous aurons à étudier.

Un lait qui offre beaucoup plus de garanties est celui fourni par les vacheries suburbaines, dites *nourriceries*. Elles sont soumises au contrôle du Conseil d'hygiène; les animaux y sont choisis, les étables propres et la falsification surveillée.

Le lait ne saurait être administré à l'enfant tel qu'il est fourni par l'animal trait dans les conditions habituelles. Il faut d'abord modifier sa composition pour la rapprocher de celle du lait de femme : c'est la correction du lait. Ensuite il est nécessaire de détruire, par la stérilisation, les microbes qu'il contient.

Correction du lait.

Coupage. — Le coupage a pour but de diminuer la quantité de caséine que contient le lait de vache. Il est bon de couper le lait dans les premières semaines et dans les premiers mois de la vie, car l'estomac du tout petit ne supporte pas sans inconvénient le lait pur.

Le coupage se fait avec de l'eau bouillie. Dans les premiers jours, on coupe le lait à moitié; de la première à la sixième semaine, le lait est coupé au tiers; à partir de la sixième semaine, le coupage peut être fait au quart.

On peut sans inconvénient donner du lait pur à partir de 5 mois. Certains même conseillent de le faire plus tôt, dès la fin du 3e mois; cela dépend évidemment de la richesse du lait et de la tolérance de l'enfant.

D'ailleurs le coupage est moins nécessaire pour les laits stérilisés artificiellement par la surchauffe ou pour les laits homogénéisés que pour le lait simplement bouilli, car, ainsi que nous le verrons, le lait surchauffé ou le lait homogénéisé sont plus faciles à digérer par l'estomac du nourrisson.

Sucrage. — Mais en coupant le lait on a diminué, en même temps que sa proportion de caséine, sa proportion de sucre. Or déjà le lait de vache est plus pauvre en sucre que le lait de femme : il faut donc sucrer le lait coupé.

Pendant quelque temps, on a cru bon d'ajouter au lait du lactose : on pensait en effet qu'en donnant naissance à de l'acide lactique, ce sucre lutterait avantageusement contre les fermentations intestinales. L'usage a démontré que cette action du lactose reste toute théorique et qu'en outre, sans doute en raison de l'impureté du lactose livré dans le commerce, il provoquerait chez un grand nombre d'enfants de la diarrhée. On a donc renoncé au lactose pour employer communément le saccharose ou sucre de canne, à raison de 4 à 5 gr. par 100 gr. de lait coupé et à raison de 2 gr. pour 100 gr. de lait pur.

Stérilisation du lait.

Le lait après la traite s'altère rapidement, car il est aussitôt envahi par une nombreuse flore microbienne.

Parmi les microbes, il en est qui provoquent des fermentations : fermentations lactiques et fermentations butyriques. Ces microbes sont les moins dangereux : ils communiquent au lait un goût acide ou un aspect spécial (lait coagulé) qui empêche de le donner à l'enfant. Infiniment plus dangereux sont les microbes qui infectent le lait sans en modifier ni l'aspect, ni l'odeur, ni le goût : c'est le cas du bacille de la tuberculose, de la thyphoïde et du vibrion cholérique.

Pour rendre le lait inoffensif et pouvoir le donner sans crainte à l'enfant, il faut le stériliser. Le lait peut être stérilisé de façon parfaite par des procédés industriels actuellement très répandus, ou de façon relative mais suffisante par des procédés d'usage courant et faciles à appliquer chez soi.

Stérilisation industrielle du lait. — Le surchauffage avec surpression en vases clos détermine une stérilisation parfaite du lait.

Nombreux sont les procédés industriels, qui se résument tous à peu près dans la technique suivante: sur-chauffage à 108° ou 110° pendant 45 minutes dans des autoclaves qui, en assurant une surpression, empêchent l'ébullition ; mise en bouteille dans des verres stérilisés hermétiquement bouchés au liège et à la paraffine. Le lait stérilisé se conserve indéfiniment. La maman doit être prévenue que son aspect a changé ; il est légèrement jaune au lieu d'être blanc comme du lait ordinaire. Cette coloration est le fait d'un début de caramélisation du sucre de lait ou lactose.

La stérilisation rend le lait plus facilement digestible, car cette opération modifie sensiblement la caséine du lait de vache et lui fait subir un commencement de digestion qui la rend plus accessible à l'action de la présure.

Un des reproches que l'on peut faire au lait sur-chauffé, c'est qu'on trouve fréquemment à la partie supérieure des flacons une couche plus compacte, plus épaisse, contenant des grumeaux de beurre. Certaines marques ont obvié à cet inconvénient, d'ailleurs assez léger, en faisant subir au lait, avant la surchauffe, l'homogénéisation. Cette opération consiste à projeter le lait sous une pression de plus de 200 kilos à travers des ajutages de quelques 10mes de millimètre sur des plaques d'agate. Ce jet violent brise les globules de graisse en fragments très petits. De ce fait, ils perdent leur force ascensionnelle et restent en suspension dans le liquide.

Lorsqu'on fait usage de ce lait stérilisé industriellement, il suffit de le mettre dans un biberon propre au moment de la tétée et de le tiédir légèrement.

Stérilisation du lait à domicile.

L'ébullition est le procédé le plus simple. Mais il faut savoir faire bouillir le lait. Lorsque le lait atteint 80° environ, il commence à mousser, *monte* et *se sauve*, suivant le terme adopté par les cuisinières. Or *le lait qui se sauve ne bout pas*. L'ebullition ne commence qu'aussitôt après que la pellicule superficielle, ou frangipane, a été brisée. A ce moment le lait atteindra la température de 100°. Quand le lait bout, il faut le laisser sur le feu 10 à 15 minutes. Lorsque le lait a bouilli, il est préférable de le répartir aussitôt dans un certain nombre de biberons après avoir soigneusement nettoyé ceux-ci comme nous le verrons tout à l'heure; puis de les boucher hermétiquement et proprement.

La stérilisation par chauffage au bain-marie à 100°, ou Soxhletisation, est un procédé également simple mais qui nécessite un appareil essentiellement composé de : 1° une marmite en métal avec un couvercle hermétique; 2° un porte-bouteilles pour 8 à 10 flacons ; 3° 8 à 10 flacons gradués, de contenance variable selon l'âge de l'enfant ; 4° d'obturateurs en caoutchouc ayant la forme de disques portant à leur face intérieure un cône s'enfonçant dans le goulot de la bouteille. Cet appareil fut imaginé par Soxhlet, mais il existe des types divers.fig. 18).

On met dans chaque flacon gradué la quantité de lait nécessaire, les flacons sont posés dans le porte-bouteilles qu'on introduit dans la marmite. On remplit celle-ci d'eau jusqu'à un niveau qui affleurera le niveau du lait contenu dans les flacons. On met la marmite sur le feu. Quand l'eau bout, on ferme le couvercle et on laisse au feu pendant 45 minutes. Au bout de ce temps, on découvre la marmite et on laisse le tout se refroidir doucement. La vapeur contenue dans les flacons se condense, et, par suite du vide partiel ainsi produit, les bouchons sont appliqués fortement par le simple effet de la pression atmosphérique.

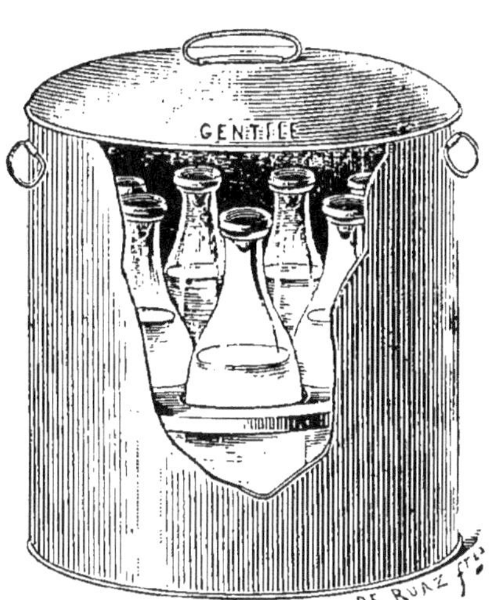

Fig. 18. — Stérilisateur.

Il faut, en retirant les biberons de la marmite, s'assurer que la stérilisation a été correctement faite. Les détails suivants en seront la preuve : le bouchon de caoutchouc doit adhérer solidement au verre; en renversant la bouteille de la main gauche, si avec la main droite on cogne un coup sec sur le fond, le lait vient heurter le verre en produisant un claquement : c'est l'expérience du marteau d'eau. Il faut recommencer l'opération quand ces conditions ne sont pas parfaitement remplies.

Autres variétés de lait stérilisé. — En dehors du lait stérilisé industriellement et du lait stérilisé à domicile, il existe encore deux autres variétés de lait que l'on emploie parfois dans l'alimentation des nourrissons. le lait condensé et le lait desséché.

Lait condensé. — Le lait condensé est un lait privé d'eau par la chaleur et par le vide. C'est un liquide sirupeux, d'une consistance analogue à celle du miel, et qu'on vend en boîtes de fer-blanc hermétiquement closes. Pour le donner à l'enfant, on fait un mélange dans les proportions de 250 gr. pour 1 litre d'eau.

Les laits condensés du commerce ont des compositions chimiques différentes : les uns sont des laits écrémés, d'autres simplement privés d'eau, d'autres enfin hypersucrés. Le lait condensé sucré est le meilleur à adopter quand on se voit obligé de choisir cette variété d'alimentation ; il a pu même rendre de grands services, administré à certains enfants dyspeptiques. Ce n'est cependant pas un lait à choisir pour alimenter un enfant sain quand on peut s'en procurer d'autre.

Le lait desséché, ou lait en poudre, est obtenu en faisant passer entre deux cylindres à 100° du lait en lames très minces. Le lait se trouve ainsi desséché et, passant ensuite au travers d'un tamis, il se pulvérise en poudre très fine et neigeuse. Cette poudre est immédiatement enfermée dans des boîtes de fer-blanc que l'on soude

et il se conserve indéfiniment, surtout s'il est écrémé.
On fait dissoudre cette poudre dans de l'eau bouillie
pour obtenir le lait destiné à l'enfant.

L'usage du lait desséché a pu rendre des services
dans des cas de dyspepsie du nourrisson; mais son
emploi est peu répandu en France, alors qu'il est fréquent en Amérique.

Le lait stérilisé condensé, ou sec, et même le lait
simplement bouilli, présente le grave inconvénient
d'avoir perdu, détruites ou altérées par la chaleur, les
vitamines nécessaires au développement de l'enfant.

Le rôle prépondérant des vitamines dans l'assimilation a été démontré par des travaux récents. Mais on
savait déjà, sans en connaître la cause, que les enfants
élevés uniquement au lait conservé présentaient des
accidents connus sous le nom de *maladie de Barlow*
ou *scorbut infantile*.

L'absence des vitamines est une des raisons, entre
tant d'autres, pour lesquelles l'allaitement artificiel est
inférieur à l'allaitement maternel. On peut y remédier,
au moins partiellement, en donnant des vitamines
comme celles contenues dans le jus des fruits frais.

Le Biberon.

Le biberon est un instrument nécessaire dans les
6 premiers mois de l'allaitement artificiel. L'usage de
la cuillère ne permet pas d'être suffisamment sûr de la
quantité de lait absorbée; c'est d'ailleurs un moyen
incommode et fort long. Il en est de même pour le

gobelet ou la timbale. En outre, la succion est un acte utile chez le nourrisson, car il détermine un ensemble de réflexes moteurs et sécrétoires stimulant les contractions de l'estomac et de l'intestin.

Il ne saurait être question aujourd'hui des biberons munis de longs tubes en caoutchouc, dont la vente est d'ailleurs interdite par la loi.

Le flacon le plus simple et le plus facile à nettoyer est le meilleur biberon. Il doit, en outre, porter des graduations marquées en chiffres permettant de mesurer facilement le lait et d'y ajouter, si cela est nécessaire, la quantité d'eau voulue.

Nettoyage du biberon. — Lorsque l'enfant vient de téter, il faut immédiatement laver le biberon. Si tout le lait n'a pas été consommé, il faut quand même vider la bouteille : *le reste d'une tétée ne doit jamais servir pour la tétée suivante.* — Des caillots de lait stagnant dans le fond du flacon y fermenteraient et pourraient être le point de départ d'altération du lait nouveau qu'on y mettrait.

Pour laver un biberon, on le rince d'abord à l'eau froide; puis, à l'aide d'un écouvillon, on le lave avec de l'eau chaude légèrement additionnée d'une pincée de carbonate de soude. On frotte bien le long des parois et au niveau du fond, où pourraient se déposer des fragments de graisse et de caséine, puis on le rince plusieurs fois à grande eau et on le met à égoutter.

Le soir, lorsque les biberons sont tous vides et qu'ils

ont été ainsi soigneusement lavés après chaque tétée, on les remplit d'eau et on les met à bouillir au bain-marie. Ils se trouvent ainsi pleins d'eau stérilisée. On les laisse à l'abri des poussières jusqu'au lendemain matin. Il suffit alors de les vider, ils sont propres et prêts à servir. Ces précautions doivent être scrupuleusement exécutées. La santé de l'enfant en dépend, car l'allaitement artificiel ne sera bien supporté que si le lait est donné dans des conditions rigoureuses de propreté et de stérilisation.

La Tétine.

La tétine la plus pratique est en caoutchouc. Les meilleures sont en caoutchouc rouge, de la variété dite *en feuille anglaise.* Une tétine porte à son extrémité un petit orifice qui ne doit pas être trop agrandi par les mamans ou les nourrices, car bébé boirait trop vite, au grand détriment de son petit estomac. Mieux vaut choisir une tétine portant une simple fente sur le côté qu'une tétine à soupape. Les soupapes peuvent être utiles dans les premières semaines, ou lorsqu'un enfant fragile tette mal, mais elles rendent le nettoyage plus difficile. Le disque d'os ou d'ivoire qui limite, dit-on, la pénétration de la tétine dans la bouche, n'est d'aucune utilité (fig. 19).

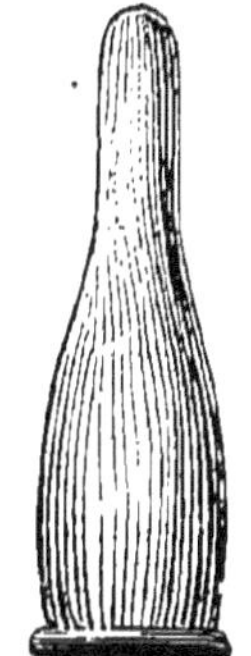

Fig. 19.
Tétine.

Nettoyage de la tétine. — Après chaque tétée, la

tétine doit être immédiatement lavée, retournée à l'envers comme un doigt de gant et brossée, bouillie 5 minutes, puis enfermée dans un vase clos contenant de l'eau bouillie dans laquelle on aura fait dissoudre une pincée de borate de soude.

Comment prépare-t-on un biberon? — Voici, pour nous résumer, comment on doit préparer les biberons, car il est préférable de les préparer tous à la fois le matin pour toute la journée.

Les biberons ont été lavés après chaque tétée comme nous l'avons indiqué, puis remplis d'eau que l'on a stérilisée au bain-marie, le soir, quand tous les biberons étaient vides. La préparation va être différente selon que l'on donne à l'enfant du lait stérilisé industriellement ou qu'on fait la stérilisation à domicile.

1º *Biberon préparé avec du lait stérilisé.* — Videz le biberon de son eau bouillie et égouttez-le en le secouant bien. Si l'enfant est petit et qu'il faille couper le lait, mettez d'abord la quantité d'eau bouillie nécessaire au coupage ; avant de faire bouillir cette eau, vous avez ajouté le sucre nécessaire, car le sucre livré dans le commerce n'est pas propre et contaminerait votre lait. Sur cette eau, vous versez la quantité de lait stérilisé correspondant à la ration du bébé. Bouchez votre biberon avec un bouchon de caoutchouc soigneusement bouilli : vous n'aurez qu'à faire tiédir avant la tétée.

2º *Biberon préparé avec du lait bouilli.* — Avant de

faire bouillir le lait, ajoutez le sucre nécessaire et un gramme de sel pour un litre; mettez dans le biberon la quantité d'eau bouillie utile pour le coupage, puis le lait en proportion convenable. Bouchez comme précédemment et faites tiédir avant la tétée.

3° *Biberon préparé par la méthode de Soxhlet.* — Dans chaque biberon bien rincé, mettez la quantité de sucre nécessaire, 4 grammes environ par biberon, ce qui représente une cuillerée de sucre en poudre ou un morceau de sucre n° 100; ajoutez la quantité d'eau bouillie et la quantité de lait nécessaires. Bouchez comme il convient, déposez vos biberons dans le porte-bouteilles que vous introduisez dans la marmite comme nous l'avons dit plus haut; enlevez après 45 minutes d'ébullition et refroidissez.

Comment donne-t-on le biberon? — Un quart d'heure avant la tétée, il faut mettre le biberon au bain-marie pour le tiédir. Le lait donné à l'enfant doit atteindre la température de 36° ou 37°. Lorsque le biberon est tiédi, il faut enlever le bouchon de caoutchouc qui le fermait et le coiffer de la tétine, que l'on retire au moment même de l'eau bouillie avec des pinces flambées. Si on veut le faire avec les mains, il convient de les savonner et de les rincer avec le plus grand soin. Ces précautions sont nécessaires. Souvent elles sont mal observées, il faut le déplorer. Que de fois voyons-nous des femmes, mères ou nourrices, saisir sans le moindre soin la tétine dont elles coiffent le biberon.

Heureux encore si la tétine n'a pas servi à la tétée précédente et si elle n'a pas voisiné, sans plus de protection, dans le fond d'une poche avec le croûton de pain, les clefs et le mouchoir. La plupart des troubles digestifs des tout petits sont dus à cette négligence.

Lorsque le biberon tiède est coiffé de sa tétine, il faut le donner à l'enfant (fig. 20). Rien n'est plus détestable que de le poser sur l'oreiller près du bébé en se contentant de lui mettre la tétine dans la bouche. Le tout petit remue, lâche sa tétine et se met à crier ; pendant ce temps le lait se refroidit. Pour faire boire l'enfant il vaut mieux le prendre sur ses genoux, légèrement soulevé par le bras gauche. De la main droite on tient le biberon. On ne doit pas le tenir verticalement : le lait coulerait trop vite dans la bouche de l'enfant ; il ne faut pas le tenir horizontalement : le tout petit avalerait autant d'air que de lait et son estomac serait dilaté par cette aérophagie ; il faut incliner le biberon de telle façon que le lait coule lentement dans la bouche de l'enfant à chaque mouvement de succion. Bébé doit mettre 7 à 10 minutes pour boire un biberon de 150 gr. On se rendra compte qu'il aspire bien lorsqu'on verra des bulles d'air remonter de façon régulière de la tétine vers le fond du biberon.

La ration alimentaire dans l'allaitement artificiel.

La réglementation de l'allaitement doit être beaucoup plus rigoureuse chez un enfant nourri au lait de vache que chez le bébé nourri au sein maternel. Si

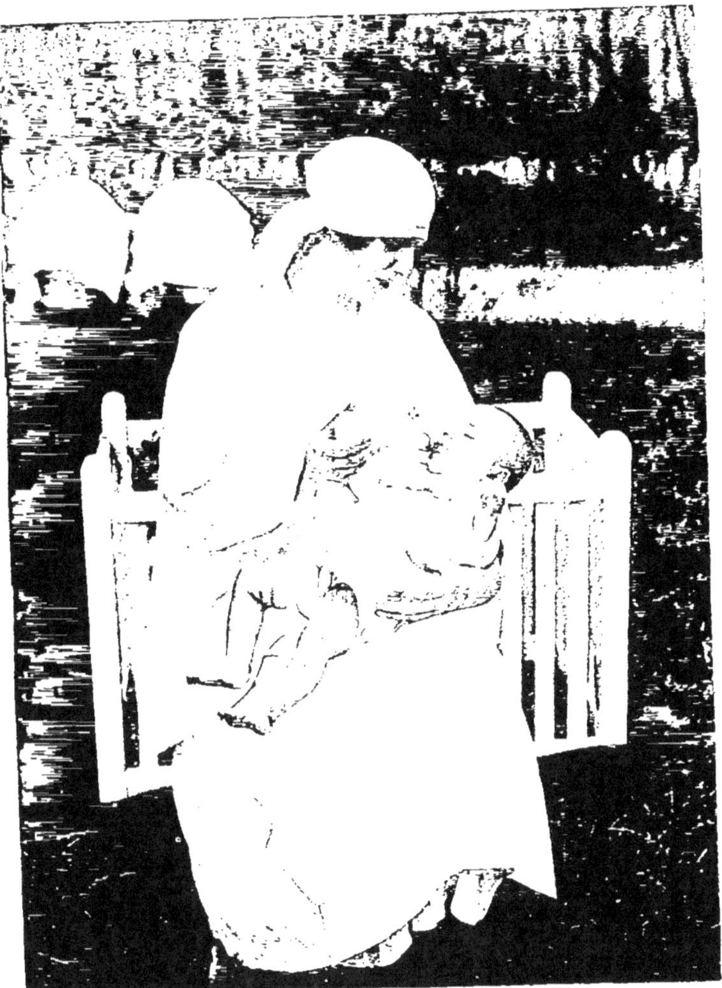

Fig. 20. — Bébé au biberon.

une erreur est commise dans l'allaitement au sein, les conséquences en seront rarement graves. Elles seront toujours sérieuses chez le tout petit élevé au biberon. Rappelons que le lait de vache est toujours plus long à digérer que le lait de femme et qu'il s'assimile moins bien, que la flore microbienne des selles d'un enfant élevé au biberon est très variée, alors que les selles d'un nourrisson qui boit le lait maternel ne contiennent qu'une seule espèce microbienne.

Ration alimentaire du nouveau-né.— Le nouveau-né ne doit pas absorber le lait de vache pur; il le digérerait trop difficilement. On peut, suivant la richesse du lait administré, faire soit un mélange à parties égales, soit un mélange au tiers et sucrer ce mélange à 5 %. Le premier jour l'enfant ne prend rien. Les autres jours, le professeur Nobécourt conseille de donner au bébé autant de fois 80 gr. qu'il a de jours jusqu'à ce qu'il soit arrivé à la ration convenant à son poids. C'est à un résultat voisin qu'aboutit le professeur Marfan dans son tableau pour l'allaitement artificiel avec le lait de vache additionné d'eau bouillie sucrée.

	Nombre de repas en 24 heures :	Quantité à chaque repas.	
		Lait.	Eau.
Age 1ᵉʳ jour.....................	aucun.		
— 2ᵉ jour.....................	5 ou 6.	8 gr.	12 gr.
— 3ᵉ jour.....................	6 ou 7.	10 gr.	15 gr.
— 7ᵉ jour.....................	8.	20 gr.	20 gr.

Lorsque le tout petit est soumis dès la naissance à l'allaitement artificiel, il faut le laisser tranquille au moins pendant la première journée et ne lui offrir à boire qu'à la fin de ce premier jour. La première tétée sera composée d'une cuillerée à café de lait stérilisé mélangé de 2 cuillerées à café d'eau bouillie. Dès le début, on essayera de faire boire l'enfant au biberon afin de l'y habituer. On attendra environ 4 heures avant de lui donner un second repas semblable. Le second et le troisième jour, l'enfant boira d'abord toutes les 4, puis toutes les 3 heures.

Ration alimentaire du nourrisson.— Lorsque le bébé a atteint 10 jours, il a repris en général son poids de naissance. Nous nous baserons dès lors, pour établir sa ration alimentaire, sur les principes généraux que nous avons passés en revue à propos de la ration de l'enfant élevé au sein.

Pendant les 3 au 4 premiers mois, le lait de vache sera d'abord coupé au tiers, puis au quart, et sucré à raison de 5 gr. de sucre pour 100 gr. du mélange. Dans ces conditions, on pourra considérer ce lait corrigé comme sensiblement équivalent au lait de femme et donner à l'enfant des rations analogues à celles de l'enfant nourri au sein.

A partir du moment où l'enfant pourra boire du lait pur, c'est-à-dire vers 4 mois, la ration de lait de vache sera plus faible de 2 % que la ration du lait de femme.

Poids de l'enfant.	Lait.	Eau.	Sucre.	Poids.	Total.
3 kilos	2 parties	1 partie	5 $^0/_0$	18 $^0/_0$ du poids	540 gr.
5 —	3 —	1 —	5 $^0/_0$	15 $^0/_0$ —	750 —
6 —	lait pur		2 $^0/_0$	12 $^0/_0$ —	720 —
7 —	—		—	11 $^0/_0$ —	770 —
8 —	—		—	10 $^0/_0$ —	800 —
9 —	—		—	10 $^0/_0$ —	900 —

Ces rations sont des doses moyennes, données par le professeur Nobécourt. Comme il le fait remarquer, elles sont parfois un peu faibles et il faut savoir les augmenter si le poids de l'enfant reste stationnaire ou n'augmente pas suffisamment.

L'augmentation de la ration alimentaire ne doit pas être brusque. — Lorsqu'il convient de le faire, on commence par augmenter la quantité de lait à 1 puis à 2 repas dans la journée ; on augmentera de préférence les tétées de la matinée ; puis, quand on se sera assuré que l'enfant supporte bien le changement de régime, on élèvera la ration à tous les repas.

Pour ces modifications, il faut se montrer d'une extrême prudence pendant les chaleurs de l'été. Il vaudra mieux ne pas faire ces augmentations pendant les mois très chauds. Parfois même on sera obligé d'élever le taux de la dilution ou de couper le lait que l'on donnait pur.

L'intervalle des tétées dans l'allaitement artificiel doit, dès le début, être au moins de trois heures, surtout lorsque le lait est donné pur.

III

ALLAITEMENT MIXTE

On dit que l'enfant est soumis à l'allaitement mixte quand il est nourri à la fois au lait maternel et au lait animal.

Indications de l'allaitement mixte.

On est amené à adopter l'allaitement mixte dans différents cas :

1º La mère est une nourrice insuffisante, soit au début de la lactation, alors que la sécrétion lactée est lente à s'établir, soit au bout de 5 ou 6 mois d'allaitement, quand la quantité de lait sécrété est inférieure à la ration nécessaire de l'enfant.

2º Les occupations de la mère l'empêchent de nourrir complètement son bébé. C'est le cas de la femme qui travaille hors de chez elle et qui donne le sein le matin et le soir, alors que dans la journée le nourrisson est déposé dans une crèche où il prend au biberon du lait animal.

3º Il se trouve aussi que certaines femmes désirent ne pas interrompre tout à fait leur vie mondaine ou veulent se ménager quelques heures de liberté dans la journée. Dans ce cas, qu'elles se persuadent bien qu'elles doivent nourrir complètement au sein dans les premiers mois et n'adopter l'allaitement mixte que

11

vers 4 mois. âge auquel l'enfant est plus apte à supporter le lait animal.

4° L'allaitement mixte peut encore être nécessité par un état maladif du nourrisson. Certains enfants ont des troubles digestifs : vomissements, selles diarrhéiques, eczéma ; ils ont une croissance insuffisante, bien que nourris par leur mère bonne nourrice, en bonne santé et sécrétant un lait d'excellente qualité. En pareil cas on se trouve très bien de remplacer l'allaitement au sein exclusif par l'allaitement mixte.

Ce mode d'alimentation donne de bons résultats. Bien réglé, il est pré érable nettement à l'allaitement artificiel et vaut mieux qu'un allaitement naturel insuffisant.

Technique de l'allaitement mixte.

L'allaitement mixte peut se réaliser de deux façons : la première, dite *méthode complémentaire*, est certainement la meilleure ; elle est indiquée dans le cas où la mère veut être la nourrice de son enfant alors que fatiguée par l'accouchement, elle voit la montée laiteuse tarder à se faire et la sécrétion lactée rester insuffisante pour assurer la ration nécessaire au tout petit. Il y a alors intérêt à mettre le plus souvent possible le bébé au sein pour activer la fonction glandulaire. Toutes les deux heures et demie, par exemple, on le fera téter en pesant soigneusement la tétée, et on complétera la ration par une quantité de lait animal coupé et sucré. En observant ces règles, on verra le plus souvent qu'après 3 ou 4 semaines d'allaitement mixte, la mère sera devenue bonne nourrice et pourra assurer à elle seule la nourriture de son enfant.

Dans un autre cas, lorsque l'allaitement mixte doit être définitif, on choisit la méthode dite *par alternance;* elle sera adoptée par les femmes ayant des occupations au dehors ou par celles qui, au bout de quelques mois d'allaitement, voient leur sécrétion lactée devenir insuffisante ou leur lait perdre de sa richesse nutritive. On remplacera alors un certain nombre de tétées au sein par un nombre égal de tétées au biberon contenant du lait de vache. L'inconvénient de cette méthode est que, si la mise au sein n'est pas assez fréquente, la sécrétion lactée tend à se tarir rapidement; il faut éviter de donner 2 biberons de suite et on alternera une tétée au sein et une tétée au biberon. Chaque fois que la mère donnera à téter à l'enfant, elle lui offrira successivement les deux seins.

L'allaitement mixte a des avantages incontestables sur l'allaitement artificiel; lorsque, pour une raison quelconque, une mère ne peut nourrir son enfant exclusiment au sein, elle doit choisir sans hésiter ce mode d'alimentation. *La quantité du lait maternel, si faible soit-elle, prise par l'enfant, favorise son développement et rend plus facile la digestion du lait de vache.*

IV

SEVRAGE

Au sens propre du mot, — qui vient du mot latin *separare*, — le sevrage désigne l'action par laquelle on sépare la mère de l'enfant, c'est-à-dire : qu'on supprime l'alimentation au sein. L'usage courant a donné au mot sevrage une autre acception. Sevrer un enfant, c'est remplacer progressivement l'alimentation exclusivement lactée, qu'elle soit naturelle ou artificielle, par un régime contenant d'autres substances alimentaires.

Le lait, nous l'avons dit, est l'aliment normal du nourrisson. Cependant son emploi ne doit pas être indéfiniment exclusif. Il arrive une période pendant laquelle l'enfant devrait absorber des quantités de lait trop considérables pour subvenir aux besoins croissants de son organisme. Il convient dès lors de remplacer une partie de ce lait par d'autres aliments.

Sevrage de l'enfant élevé au sein.

Lorsque l'enfant est élevé au sein, il n'existe pas de date fixe à laquelle on doive le sevrer. Tout dépend de la durée et de l'abondance de la sécrétion lactée de la mère nourrice. Il est des femmes robustes, bien constituées, vivant dans des conditions hygiéniques parfaites, qui sont longtemps d'excellentes nourrices et peuvent suffire à la nourriture de leur enfant quinze à dix-huit mois et même plus.

Dans ces conditions, si l'enfant se développe bien, il y a intérêt à lui conserver le sein jusqu'à quinze ou seize mois. On commencera à le sevrer vers le dixième. On évitera en effet de faire un sevrage brusque, de sevrer à l'époque des grandes chaleurs, pendant une éruption dentaire ou au cours d'une maladie. On sait quelle ressource précieuse constitue le lait maternel pour un enfant malade. Mieux vaut donc le lui conserver le plus longtemps possible en cas de besoin.

Actuellement, et surtout dans les villes, il est rare qu'une femme puisse être bonne nourrice aussi longtemps. Bien avant 12 mois le plus souvent, la sécrétion lactée devient moins abondante et se tarit progressivement. D'autres fois, la mère est fatiguée par l'allaitement ou bien celui-ci doit être interrompu parce qu'une nouvelle grossesse survient, ou une maladie.

Quelle que soit la raison qui nécessite le sevrage, celui-ci, à moins d'un cas de force majeure, maladie grave et subite, devra toujours se faire insensiblement. En sevrant brusquement l'enfant, on l'exposerait à des accidents, troubles digestifs ou phénomènes nerveux.

L'allaitement mixte doit marquer une étape avant le sevrage définitif. — Si l'enfant n'a pas de dents ou est âgé de moins de 7 mois, on donnera un biberon à la place d'une tétée pendant un certain temps ; puis on remplacera 2 tétées par 2 biberons, et ainsi de suite.

Si l'enfant a déjà des dents, ou bien s'il a plus de 7 mois, on remplacera une tétée par une bouillie convenablement choisie, une autre par un biberon.

Vers 10 mois, on donnera 2 bouillies quotidiennes et un biberon, par exemple.

Quand l'enfant n'aura plus que 2 ou qu'une tétée au sein par jour, on pourra le sevrer le plus souvent sans la moindre difficulté et sans le moindre incident.

Sevrage de l'enfant nourri au lait de vache.

Lorsqu'un enfant est nourri au lait de vache, on admet très généralement aujourd'hui qu'à partir de 7 ou 8 mois on peut introduire dans l'alimentation un aliment nouveau : les féculents, sous forme de décoction de farine ou bouillies. L'enfant faisant 6 repas par 24 heures, on lui donnera 5 biberons de lait et une bouillie. La première bouillie sera très légère, presque liquide, ne contenant pas plus d'une cuillerée à café de farine. Elle sera donnée avec prudence, et les selles de l'enfant seront attentivement surveillées. Si les selles sont mal digérées, c'est que bébé n'est pas encore capable d'assimiler les féculents.

On reprendra l'alimentation lactée exclusive, ou on donnera une autre variété de bouillie. Un enfant est souvent capable de digérer une bouillie maltée, par exemple, alors qu'il ne digère pas une bouillie ordinaire.

A 9 ou 10 mois, le bébé prendra encore 6 repas : 4 tétées au biberon et 2 bouillies, ou une bouillie et une panade.

Les bouillies. — Les panades.

Les bouillies que l'on prépare pour les enfants bien portants sont faites avec du lait et des farines. Les farines ont été classées par Roux en trois catégories :

1° Farines presque exclusivement amylacées : sagou, arrow-root, riz et pommes de terre.

2° Farines riches en amylacées et moyennement riches en albuminoïdes : froment, orge, seigle, maïs, avoine.

3° Farines aussi riches en albuminoïdes qu'en amylacées ; ce sont les farines des légumineuses : lentilles, haricots, pois et fèves.

Les 2 premières catégories seules conviennent aux nourrissons qui n'ont pas atteint un an.

Préparation d'une bouillie. — Pour préparer une bouillie, on délaye d'abord une cuillerée, plus tard 2 cuillerées à café de la farine choisie dans un peu d'eau froide pour éviter la formation de grumeaux. On jette la farine ainsi délayée dans 120 gr. de lait bouillant et on laisse cuire à feu doux en remuant constamment pendant 15 à 20 minutes ; on ajoute un morceau de sucre, c'est-à-dire 5 gr., et une pincée de sel. *15 à 20 minutes de cuisson sont nécessaires pour que la bouillie soit bien digérée par l'enfant.*

La première bouillie sera assez claire pour pouvoir être donnée au biberon ; mais il sera bon d'habituer de bonne heure l'enfant à manger sa bouillie a la cuillère.

M. Marfan donne la formule suivante pour préparer la *bouillie complète* destinée aux enfants à partir de 12 mois :

« Délayez dans 50 gr. d'eau froide une cuillerée à soupe de farine ; mettez la pâte ainsi préparée dans 200 gr. de lait et ajoutez une pincée de sel et deux morceaux de sucre : faites cuire 20 minutes à petit feu en remuant assez souvent. Si la bouillie épaissit trop, rajoutez un peu d'eau à la fin de la cuisson. »

En principe, il faut utiliser dans la pratique des farines fraîches ; celles que l'on doit préférer tout d'abord sont : la farine de blé et la farine d'orge.

Bouillie à l'arrow-root. — On conseille souvent de faire la première bouillie donnée à l'enfant avec de l'arrow-root ; c'est une fécule extraite du rhizome de plantes qui poussent à la Jamaïque et qu'on appelle *maranta indica*. Ces bouillies sont faciles à digérer, mais elles sont peu nutritives, car elles ne contiennent pas de matières azotées.

La bouillie à l'arrow-root ne saurait donc être longtemps donnée au bébé de façon exclusive. Sa préparation est la même que celle des bouillies de céréales ; mais, comme l'arrow-root épaissit beaucoup à la cuisson, il est bon de n'en mettre qu'une dose deux fois plus faible que celle indiquée pour les farines de blé ou d'orge.

Bouillies aromatisées au cacao. — *Le racahout* est une farine composée, à base de riz, de fécule, de cacao et de salep. Le racahout des Arabes est composé de la façon suivante :

Cacao torréfié....................	60 gr.
Fécule de pomme de terre.........	60 »
Farine de riz....................	60 »
Salep...........................	15 »
Sucre...........................	25 »
Vanille..........................	1 »

On fait avec le racahout des bouillies au lait, en faisant bouillir dans 200 gr. de lait une cuillerée à soupe de la farine.

La phosphatine Falières est une farine qui contient en parties égales : de la farine de riz, du tapioca, de la fécule de pomme de terre, de l'arrow-root. On y ajoute du cacao, du sucre et du phosphate de chaux bicalcique à la dose de 20 centigr. pour une cuillère à soupe du mélange.

Pour préparer la phosphatine, on délaye une cuillerée à soupe de la poudre dans un peu de lait froid pour éviter la formation de grumeaux, puis on ajoute peu à peu le reste du lait et on fait bouillir cinq minutes.

On peut, d'ailleurs, préparer soi-même une farine aromatisée au cacao de la façon suivante :

Farine de froment	
Farine de riz	
Farine d'avoine	
Farine d'orge	de chaque 125 gr.
Farine de seigle	
Tapioca de Manioc	
Fécule de pomme de terre	
Chocolat râpé	300 gr.

Ces farines ne doivent pas être données de trop bonne heure à un nourrisson, ni en trop grande quantité, car le cacao est un constipant par le tannin qu'il renferme et un excitant pour le rein et le système nerveux par sa théobromine. De plus, quand on fait prendre d'abord une bouillie au cacao à un nourrisson, on s'expose à le voir refuser dans la suite les autres bouillies, qui sont plus fades.

Bouillies aux farines lactées. — Les farines lactées vendues dans le commerce, et qui sont préparées avec du lait desséché et de la farine, ont l'avantage de pouvoir se préparer à l'eau quand on manque de bon lait. Mais si elles peuvent être utilisées avantageusement à la période de sevrage, elles ne sauraient constituer l'aliment exclusif d'un nourrisson.

Bouillies aux farines maltées. — Certaines bouillies sont préparées en mélangeant à une farine quelconque : blé, orge, maïs, avoine, une certaine quantité d'extrait de malt sec. Ces farines sont plus faciles à digérer que les farines ordinaires, et surtout elles exigent une cuisson moins longue : 10 à 15 minutes suffisent.

Les panades peuvent être données aux enfants à partir du 10e mois. On jette dans de l'eau bouillante du pain grillé ou des biscottes, que l'on a réduits en petits fragments. On laisse cuire 3 quarts d'heure environ, jusqu'à ce que le tout ait la consistance d'une bouillie très épaisse. On peut éclaircir avec 50 à 60 gr. de lait bouilli, ce qui rend la panade plus nutritive. On ajoute du sel, un morceau de sucre; plus tard, lorsque l'enfant aura atteint un an, on ajoutera un morceau de beurre.

Régime d'un enfant de 8 à 12 mois en période de sevrage.

1° Enfant au sein.

De 8 à 10 mois.

5 tétées de 170 à 175 gr.

	Lait	130 gr.
1 bouillie	Farine	5 gr.
	Sucre	5 gr.

De 10 à 12 mois.

4 tétées de 180 gr.

	Lait	130 gr.
2 bouillies	Farine	10 gr.
	Sucre	5 gr.

2° Enfants au biberon.

De 8 à 10 mois.

5 tétées de 150 à 175 gr. de lait de vache sucré à 2 %.
1 bouillie préparée comme pour l'enfant au sein.

De 10 à 12 mois.

4 biberons de 180 gr. de lait de vache sucré à 2 %.
2 bouillies préparées comme pour l'enfant au sein.

Incidents et accidents du sevrage.

Lorsqu'on veut commencer à sevrer un enfant, on peut, surtout s'il est au sein, rencontrer quelques difficultés. Certains tout petits opposent une résistance opiniâtre à tout nouvel essai d'alimentation. Il faut savoir leur résister ; les laisser au besoin un jour ou deux sur leur appétit, et ils céderont sans plus tarder.

La période du sevrage est une période délicate pour la santé de l'enfant, qui doit être alors l'objet d'une surveillance attentive. Très souvent on suralimente le bébé qu'on veut sevrer, car on lui donne à la fois trop de lait et trop de farineux. Dans ce cas apparaissent des troubles digestifs : constipation, selles fétides et mal digérées. L'enfant devient obèse, parfois au contraire il maigrit.

Plus rarement, au lieu d'être suralimenté le bébé ne reçoit plus d'aliments en quantité suffisante, ou bien leur richesse nutritive est trop faible.

C'est le cas des enfants soumis de façon trop précoce au régime des panades à l'eau.

Lorsque les farines sont données trop tôt en excès, on peut voir apparaître chez le nourrisson des accidents digestifs se traduisant par de la diarrhée qu'on appelle la *diarrhée des féculents*. C'est un accident inquiétant, car il peut conduire l'enfant à un état d'extrême gravité qu'on appelle l'*athrepsie*.

Hygiène de la nourrice pendant la période du sevrage.

Lorsque le sevrage est progressif, la sécrétion lactée se tarit d'elle-même d'une façon insensible. L'enfant ne tétant plus, la fonction de la glande mammaire s'arrête. La purgation classique est une mesure tout à fait inutile ; de même que l'emploi de tous les remèdes administrés autrefois comme anti-laiteux (menthe, camphre, belladone, chloral, etc.).

La nourrice diminuera simplement la quantité des aliments qu'elle prenait et la quantité des boissons. Elle pratiquera pendant quelques jours une compression ouatée des seins.

Ces simples précautions sont, dans la grande majorité des cas, suffisantes.

V

ALIMENTATION DE L'ENFANT
DE UN A DEUX ANS

Lorsque l'enfant atteint un an, son tube digestif est capable d'assimiler toute une série d'aliments nouveaux.

La pomme de terre. — Sous forme de purée très claire, finement tamisée et légèrement sucrée, elle est en général très bien acceptée par l'enfant.

Les légumes secs. — Lentilles, pois, haricots blancs ont une grande valeur nutritive parce qu'ils contiennent en proportion notable des substances azotées et du phosphore. Les lentilles sont un aliment précieux par leur richesse en fer. Ces légumes doivent être donnés en purées très fines et tamisées, afin d'être bien débarrassées de leur enveloppe de cellulose que l'enfant ne pourrait digérer.

Les légumes verts. — Salade cuite, épinards seront donnés un peu plus tard, et toujours mélangés soit à une bouillie, soit à une purée.

Les soupes maigres, c'est-à-dire les potages aux légumes passés (pommes de terre, navets, carottes et poireaux), remplaceront de temps en temps à partir de 15 mois la bouillie du soir. Ces soupes auront l'avantage d'introduire des aliments frais dans l'alimentation de l'enfant.

Les pâtes. — Nouilles, macaroni, coquilles, vermicelle, bien écrasés et réduits en purée, pourront être offerts à l'enfant à partir de 18 mois.

Le beurre sera mis en petite quantité et au moment de l'offrir à l'enfant, dans la panade, la purée de pommes de terre ou autres purées de légumes secs ; il ne devra jamais être cuit ou frit, car l'enfant ne pourrait le digérer sous cette forme.

L'œuf peut être donné à partir de un an, mais en prenant certaines précautions. Il ne faut donner à bébé que des œufs absolument frais, sans quoi on s'expose à voir survenir des troubles digestifs.

Beaucoup de mamans ont une peur exagérée des œufs ; d'autres, au contraire, en abusent et, sous prétexte que l'œuf est un aliment nutritif, en donnent deux ou trois par jour à un enfant de 18 mois à 2 ans.

L'œuf donné en quantité convenable est un excellent aliment parce qu'il est riche en graisse, en phosphore et en chaux. On commencera par donner, incorporé à une purée, d'abord la moitié puis tout le jaune de l'œuf, laissant de côté le blanc qui s'altère facilement et qui est plus difficile à digérer.

Si on voit que le bébé digère bien l'œuf ainsi administré, on lui donnera, vers 14 mois, le jaune entier ; à 16 mois on fera manger l'œuf à la coque en veillant à ce qu'il soit bien cuit.

Même si les œufs sont bien tolérés par l'enfant, on ne doit jamais en faire abus ; sans quoi on pourrait voir apparaître des signes d'intolérance : diarrhée, vomissements, éruption cutanée.

La viande. — On peut donner de la viande à un enfant, en général, à partir de 18 mois. A cette époque, l'enfant, qui a au moins 12 dents, se trouve très bien d'un régime très légèrement carné.

Certaines mamans, à l'heure actuelle, ont une crainte exagérée de la viande et alimentent leur bébé avec des laitages et des bouillies jusqu'à 3 ans. C'est aussi exagéré que de donner de la viande à un nourrisson de 9 mois, comme le conseille un médecin étranger qui permet à cet âge le jambon, le saucisson et le veau.

On ne doit pas, bien entendu, exagérer le régime carné. L'emploi abusif de la viande aboutit aux troubles digestifs, à la constipation, accompagnés d'éruption cutanée.

On essaiera d'abord de donner au bébé, dans une purée, par exemple 3 cuillerés à soupe de jus de viande, puis une noix de côtelette d'agneau, un peu de blanc de poulet, du maigre de jambon finement haché. La viande ne sera donnée qu'à un seul repas : celui de midi.

Le bouillon de viande. — On peut, dès le 12e mois, donner à l'enfant du bouillon de viande ; il le digérera très bien si le bouillon est fraîchement préparé et avec de la viande de très bonne qualité.

Le bouillon, au contraire, s'il est fait depuis quelque temps déjà ou avec de la viande avancée, peut être dangereux pour le poupon et lui donner de la diarrhée fétide.

Pour faire un bon bouillon, on fait cuire 200 gr. de viande dans un litre d'eau, sans ajouter de sel ni de légumes ; la cuisson est prolongée une demi-heure ou trois quarts d'heure ; l'eau perdue par l'évaporation est remplacée par de l'eau bouillante. Ce bouillon destiné au nourrisson doit être dégraissé.

Soupe de viande. — M. Marfan donne une recette de soupe de viande qui peut être utilisée dès la période du sevrage :

« Dans 250 gr. d'eau mettre du pain : 40 à 50 gr. de pain rassis en tranches ou grillé. Ajouter 12 à 25 gr. de viande de bœuf râpée ou hachée menue. Ajouter du sel, faire cuire une heure. Passer et peu de temps après donner sans filtrer. »

Les selles de l'enfant soumis au régime carné doivent être attentivement surveillées. Si elles devenaient fétides, mal digérées, on alternerait avantageusement une période de régime féculent avec une période de régime carné.

Les poissons. — Les poissons très frais, de chair maigre, sont faciles à digérer. Dès 18 mois le merlan, la limande, la sole pourront avantageusement remplacer la viande ou l'œuf au repas de midi.

Le pain. — A un an l'enfant doit manger du pain. On pourra même, dès l'âge de 10 mois, après une tétée ou une bouillie, lui donner une croûte de pain ou un petit gâteau sec.

Les fruits. — A un an, on peut chaque jour donner quelques cuillerées à café de jus de fruits frais : raisins, oranges ou même citrons ajoutés à de l'eau sucrée. Cette coutume excellente contribue à la régularité des fonctions intestinales. Cuits et passés, les fruits sont offerts à l'enfant dès 15 ou 16 mois.

A 15 mois, les compotes de pommes, de pêches, de poires, de bananes passées, les gelées de fruits sont généralement très appréciées par le bébé.

Quant aux fruits crus, à part l'orange et la banane, il vaut mieux attendre la fin de la seconde année pour en donner à l'enfant.

Boissons. — Pendant les premières années, l'eau et le lait sont les seules boissons qui doivent être permises à l'enfant. On peut donner de l'eau de source si l'on est sûr de sa pureté ; sinon on donnera de l'eau bouillie, filtrée, ou de l'eau d'Evian. L'enfant ne boira jamais d'eau gazeuse.

Régime de l'enfant de 12 mois à 2 ans.

De 12 a 15 mois.

3 biberons de 175 à 200 gr. de lait pur sucré à 2 °/.

2 bouillies

Lait	200 gr.
Eau	50 gr.
Farine	10 gr.
Sucre	10 gr.

Un jour sur trois, on remplacera l'une des bouillie par une purée de pommes de terre au lait dans laquel on ajoutera un petit morceau de beurre et un demi-jaun d'œuf ; plus tard un jaune d'œuf entier.

La bouillie du soir sera remplacée de temps en temp par une soupe maigre ou une panade, qu'on fera suivi par un petit gâteau sec ou une cuillerée à soupe enviro de riz au lait.

Le biberon de l'après-midi s'accompagnera d'un biscotte ou d'un biscuit sec.

De 15 a 18 mois.

L'enfant fera 5 repas par jour.

7 heures du matin :

1 bouillie

Lait	200 gr.
Eau	50 gr.
Farine	15 gr.
Sucre	10 gr.

10 heures :

Lait de vache pur sucré à 2 % . . . . 200 g

1 heure :

   Un jour sur deux, panade au lait et au beurre.
          Fruits cuits ou fromage blanc.
   Un jour sur deux, purée de pommes de terre ou de
   lentilles.
          Un œuf à la coque,
          Gelée ou fruits cuits.
  Pain.
  Boisson : 75 à 100 gr. d'eau bouillie ou d'eau
   d'Evian.

4 heures :

          Lait 200 gr. sucré à 2 %
          Un biscuit sec.

7 heures :

          Soupe maigre
          Riz au lait.

   ou bien :

          Bouillie complète.
          Compote de fruits.
          Boisson : 50 gr. d'eau.

   DE 18 A 24 MOIS.

  4 repas par jour.

8 heures :

          Bouillie au lait.

Midi :

   OEuf ou poulet ou poisson ou côtelette de mou-
   ton ou cervelle.
   Purée de pommes de terre, de pois ou de lentilles.

Compote de fruits.
Pain.
Boisson 100 à 150 gr. d'eau bouillie ou d'eau d'Evian.

4 heures :

Lait 200 gr.
Biscuit sec.

7 heures :

Bouillie au lait.

ou bien   Soupe aux légumes ou au bouillon.

2 ANS.

8 heures :

Bouillie au lait.
Pain beurré ou biscuits.

Midi :

OEuf ou poulet ou poisson ou cervelle.
Légumes secs ou verts.
Dessert : petit suisse ou compote.
Pain.
Eau 150 gr.

4 heures :

Lait 250 gr.
Biscuit ou pain.

7 heures :

Bouillie au lait.

ou bien   Soupe aux légumes ou au bouillon.
Compote de fruits.

ou bien   Riz au lait.

LIVRE V

L'ENFANT MALADE

4° **Maladies de la peau.** — Erythème du nourrisson. — Eczéma. — Impétigo.

5° **Les convulsions.**

6° **Anémie du nourrisson.** — Rachitisme. — Scorbut infantile.

III

Quelques notions d'hygiène pour l'enfant malade. — La chambre. — La toilette. — Prise de la température. — Comment peut-on recueillir les urines d'un nourrisson ?

IV

La vaccination.

Il est nécessaire qu'une mère possède quelques notions précises sur les maladies de la première enfance.

Pas un enfant n'est élevé sans présenter un jour ou l'autre un de ces nombreux malaises qui guettent les tout petits. Beaucoup de mamans, trop vite effrayées, appellent le médecin à tort et à travers pour peu que l'enfant éternue ou soit un peu moins bruyant pendant une heure ; d'autres, au contraire, appellent le médecin trop tard. Il faut éviter ces deux écueils. — La maman doit être prévenue et savoir observer. Si l'enfant semble moins bien, elle doit garder son sang-froid, étudier les divers symptômes et s'ingénier à prendre les mesures les plus logiques en attendant la venue du médecin. Qu'elle ne demande pas conseil à droite ou à gauche à des personnes qui ne sont pas mieux renseignées qu'elle. Elle doit éviter les prescriptions dange-reuses, toujours fournies avec abondance.

Savoir ce qu'il faut éviter est aussi et souvent même, plus important que savoir ce qu'il faut faire.

I

LES MALADIES DU NOUVEAU-NÉ

Parmi les maladies de la première enfance, il en est quelques-unes qui appartiennent en propre au nou-veau-né et qui apparaissent dans les premiers jours de la vie. La surveillance doit avant tout porter sur l'ombilic et sur l'œil, qui sont les voies d'entrée de l'infection.

L'érysipèle du cordon.

L'érysipèle du cordon est une maladie devenue à l'heure actuelle très rare. Il faut, pour l'éviter, panser dès la naissance avec le plus grand soin et aseptique-ment le cordon. On le touche légèrement avec de la teinture d'iode et on le recouvre d'une compresse stérilisée.

Lorsque le cordon est tombé, si la plaie ombilicale suinte, on fera un badigeonnage à la teinture d'iode, fraîchement préparée, et on saupoudrera avec un mélange à parties égales de tannin et de quinquina.

Hémorragie du cordon.

Il faut surveiller attentivement dans les premiers jours l'état du cordon, pour arrêter une hémorragie qui pourrait être grave ; dans ce cas, il suffit en général de refaire la ligature.

Après la chute du cordon, des hémorragies peuvent se produire au niveau de la cicatrice.

En attendant la venue du médecin, qu'on doit appeler en ce cas, on touchera la surface saignante avec de l'ouate imbibée d'eau oxygénée, ou encore on fera une application de tannin ou d'antipyrine.

L'ophtalmie.

L'ophtalmie est un accident redoutable pour le nouveau-né. Dès la naissance, les soins à donner aux yeux ont une importance capitale, car leur but est d'éviter et de prévenir l'ophtalmie, souvent si grave qu'elle peut aboutir à la perte d'un ou des deux yeux.

Aussitôt que l'enfant vient de naître, on lave les paupières avec un tampon d'ouate hydrophile imbibé d'eau bouillie ou d'eau boriquée. On écarte ensuite les paupières et l'on fait couler de l'eau bouillie et tiède. On conseille même, pour plus de sécurité, de laisser tomber dans l'œil une goutte de jus de citron ou une goutte d'un collyre de nitrate d'argent au 1/150. Quel que soit le moyen employé, ce qui importe, c'est de maintenir l'œil du nouveau-né dans un état de propreté parfaite.

Malgré ces soins, on peut voir apparaître une légère inflammation qui se traduit par du larmoiement et par un petit écoulement séro-purulent. *Il faut toujours s'en inquiéter et demander conseil à un médecin.*

Quand l'ophtalmie est déclarée, il faut toutes les heures faire un lavage à l'eau bouillie ou à l'eau boriquée tiède à l'aide d'un tampon d'ouate hydrophile. On écarte simplement les paupières avec les doigts. Les écarteurs et les seringues doivent être maniés exclusivement par des mains expertes. Pendant le lavage, il faut éviter que l'eau souillée ne glisse dans l'œil du côté opposé, pouvant ainsi le contaminer.

Plusieurs fois par jour, après lavage et suivant la prescription médicale, on laisse tomber dans l'œil malade une goutte de la solution au nitrate d'argent. Avec un tampon d'ouate stérile, on enlève l'excès du liquide. Dans l'intervalle des lavages, il n'est pas nécessaire d'appliquer un pansement sur l'œil malade. Si l'ophtalmie reste localisée à un seul œil, il est préférable d'isoler l'œil sain par un pansement occlusif.

Il ne faut pas oublier que *l'ophtalmie purulente du nouveau-né est très contagieuse.* La maman ou la personne qui donne les soins doit se laver et se désinfecter les mains après chaque lavage. Les objets ayant servi au pansement : ouate, compresses, doivent être détruits par le feu. Il faut soigneusement éloigner les frères et sœurs pour éviter qu'ils ne touchent au bébé malade.

Ictère du nouveau-né.

Dans les premières semaines de son existence, il n'est pas rare de voir le tout petit atteint d'ictère (jaunisse). La peau et les sclérotiques (blanc de l'œil) prennent une coloration jaune plus ou moins accentuée. Cet ictère est, dans l'immense majorité des cas, sans gravité et rétrocède rapidement.

Il est tout à fait exceptionnel que le tout petit soit atteint d'un ictère grave : dans ce cas, d'autres symptômes, hémorragies, fièvre, accompagnent la jaunisse.

II

LES MALADIES DU NOURRISSON

Le nourrisson a une physiologie spéciale que nous avons étudiée et qui commande une pathologie particulière, bien différente de celle de l'enfant plus grand.

Le nourrisson s'infecte facilement. — Cette réceptivité excessive du jeune âge a été démontrée sur de jeunes animaux. L'organisme du nourrisson offre peu de résistance à l'infection. Toute son énergie est dépensée dans la croissance et dans la lutte contre le refroidissement : il reste sans armes contre le microbe.

Plus l'enfant est jeune, plus la réceptivité sera grande. — Or dès la naissance, de toutes parts, de nombreux germes le guettent et profitent de la plus petite porte d'entrée. Sa fragilité est telle que le « tout petit, à sa naissance, est moins sûr de vivre une année que le vieillard de 80 ans ».

Le tube digestif, l'appareil respiratoire et la peau sont les organes les plus fragiles et les plus souvent lésés. Quant au système nerveux, il réagit chez le tout petit avec une vivacité toute particulière. Le nourrisson semble, par contre, réfractaire aux fièvres éruptives rougeole, scarlatine, à la coqueluche, à la diphtérie, pour la raison simple qu'il est rarement soumis à la contagion.

MALADIES GASTRO-INTESTINALES

Des maladies du nourrisson, les plus fréquentes sont certainement les maladies gastro-intestinales. Cela est vrai surtout chez l'enfant élevé au biberon. Elles sont la cause principale de la mortalité de la première enfance. C'est contre elles qu'il est nécessaire de lutter, et le moyen le plus efficace est d'assurer à l'enfant l'aliment qui lui convient, c'est-à-dire le lait maternel. Les statistiques ont en effet démontré que sur 100 enfants atteints de troubles digestifs, 90 sont élevés au biberon.

Chaque fois qu'un tout petit présente des accidents gastro-intestinaux, il faut en chercher l'origine dans un vice de régime; le plus souvent l'enfant est un suralimenté; parfois, depuis que certaines jeunes mamans sont atteintes de la phobie de la suralimentation, il s'agit d'un hypoalimenté.

Le vomissement.

Nous voici en présence d'un enfant qui vomit. Le vomissement est le rejet par la bouche, et parfois même par le nez, d'une partie ou de la totalité du contenu stomacal.

Il ne faut pas confondre le vomissement avec la *régurgitation*, qui est le rejet sans effort, immédiatement après la tétée, d'une certaine quantité du lait absorbé.

Le lait, dans ce cas, est caractéristique. Rejeté aussitôt qu'il est ingéré, il ne présente aucune modification et ne renferme aucun grumeau. Il n'est pas *caillé*, ainsi qu'on le dit communément.

La régurgitation est très fréquente chez le tout petit, surtout s'il est vorace. Le nourrisson qui tette, que ce soit au sein ou au biberon, déglutit toujours une certaine quantité d'air, qu'il élimine aussitôt après la tétée par une éructation qui s'accompagne fréquemment d'une régurgitation. La régurgitation se produira même sans éructation lorsque, après un repas un peu copieux, l'enfant est remué ou secoué sans précaution.

Si la régurgitation ne se produit qu'une fois ou deux dans les 24 heures, et si le lait rejeté présente la valeur d'une ou deux cuillerées à café, la maman ne doit pas s'inquiéter. Qu'elle veille seulement à ne pas dépasser la ration prescrite pour chaque tétée. Elle doit se rappeler que, petit, l'estomac de l'enfant ne doit et ne peut contenir que de petites rations, proportionnées à son volume ; sans quoi, tel un vase trop plein, il déborde.

Mais si la régurgitation devient habituelle, le danger commence : c'est l'indice d'un trouble gastrique, c'est le signe précurseur du vomissement, qui ne tardera pas à apparaître si le régime n'est pas changé.

Dans le vomissement, ce n'est pas immédiatement mais un certain temps après la tétée que le lait est rejeté. De plus, comme il a séjourné dans l'estomac, il est modifié. C'est un mélange de salive déglutie, de suc gastrique, de sérum du lait contenant en suspension de fin caillots, si l'enfant est élevé au sein, des caillots plus gros s'il est élevé au biberon.

Lorsque la maman s'est assurée que le tout petit a des vomissements véritables, *elle doit immédiatement prendre la température.*

En effet, le vomissement est un mode de réaction habituel chez le nourrisson qui commence une maladie infectieuse, grippe, otite, méningite.

Le vomissement peut n'être qu'un accident passager, symptôme d'une indigestion causée par un repas trop copieux, un lait de qualité médiocre, un refroidissement. Le vomissement libérateur s'accompagne alors d'une débâcle diarrhéique fétide : 10 à 12 heures de jeûne suffiront pour arrêter les accidents. Quand un enfant vomit, une mère prudente, si le vomissement se répète, ne doit pas hésiter à appeler un médecin, car le vomissement peut être encore le symptôme d'affections sérieuses : occlusion intestinale, malformation pylorique, gastro-entérite.

Quelle conduite tenir dans le cas de vomissements?

1º L'enfant a des régurgitations accidentelles. Les

tétées doivent être données à heures fixes et les rations scrupuleusement suivies. Si l'enfant est au sein, que chaque tétée soit pesée pour éviter un repas trop copieux et une surcharge gastrique.

2 Les régurgitations deviennent plus fréquentes et habituelles. Dans ce cas, réduire d'une façon provisoire la ration des 24 heures et, de ce fait, le volume de chaque repas.

3° L'enfant présente des vomissements véritables : il faut alors le mettre à la diète hydrique, c'est-à-dire lui donner une ou deux cuillerées à café d'eau bouillie légèrement sucrée et glacée, environ tous les quarts d'heure. Il faut maintenir le tout petit dans une chambre bien chaude, 17° ou 18°. Il doit être vêtu de vêtements chauds, les petites jambes entourées de bottes d'ouate ou de flanelle. On lui donnera un bain chaud à 38° ou 39°. En un mot, il convient de lutter par tous les moyens contre la déperdition de chaleur.

La maman enfin prendra la température rectale, pour pouvoir donner cette indication toujours précieuse dès l'arrivée du médecin qui fera une prescription suivant la nature du vomissement.

Diarrhée.

Il est un autre accident toujours à craindre, c'est la diarrhée. Mais la gravité est toute différente suivant que l'enfant est nourri au sein ou au biberon.

1° *Diarrhée chez les enfants nourris au sein.* — Un

enfant de quelques mois nourri au sein a chaque jour deux ou trois selles homogènes, demi-molles, d'odeur fade, de coloration jaune d'or.

Dans le cas de diarrhée, qui apparaît surtout dans les premiers mois de la vie, les selles deviennent muco-grumeleuses, plus ou moins liquides, mal liées, et hétérogènes. Elles sont panachées de vert, de jaune et de blanc, parfois même franchement vertes. Leur odeur est aigrelette, mais sans putridité. Elles deviennent en même temps plus fréquentes.

La diarrhée s'accompagne d'émissions gazeuses et de coliques. Le tout petit se met à crier ou se plaint. On voit qu'il souffre. le ventre se contracte, les cuisses se plient. La crise dure quelques minutes et se termine par une évacuation semi-liquide.

Il est rare que l'appétit soit profondément troublé, mais l'enfant tette irrégulièrement.

Causes. — La cause la plus fréquente de la diarrhée est la *suralimentation*. Parfois, l'enfant est alimenté quand il crie et boit autant qu'il veut. Parfois encore la maman, bonne nourrice, et fière d'un gros bébé, le gave littéralement. L'estomac trop plein évacue dans l'intestin une certaine quantité de lait peu ou mal digéré, qui l'irrite, détermine une hypersécrétion de la muqueuse : d'où diarrhée.

Si la maman est assez sage pour se rendre compte qu'elle a depuis quelque temps suralimenté son bébé, il suffira de le mettre à une ration convenable pour que tout rentre en état, sans qu'il soit nécessaire de faire intervenir la diète hydrique.

Il est encore des cas où la maman qui nourrit est la cause involontaire de la diarrhée du tout petit. Elle a mangé un mets indigeste ou avarié : gibier, conserves, œuf, ou tout simplement des choux.

L'époque des règles de la mère peut avoir un retentissement passager sur le tube digestif de son nourrisson. Il arrive fréquemment que, pendant les trois ou quatre jours qui correspondent aux règles, les selles du bébé soient moins homogènes, moins bien digérées, souvent panachées et quelquefois vertes.

Il est extrêmement rare, enfin, que le lait maternel soit mal toléré par l'enfant.

Quelle qu'en soit la cause, il faut retenir que la diarrhée chez un enfant alimenté au sein est rarement alarmante; il est exceptionnel qu'elle s'accompagne de symptômes généraux graves. Elle ne modifie jamais profondément la nutrition de l'enfant.

Conduite à tenir. — Pour une diarrhée légère, il suffit d'espacer les tétées ou d'en diminuer l'importance pendant 24 heures; puis, progressivement, on reviendra à la ration convenable.

Ce n'est que dans les cas de diarrhée intense qu'on mettra l'enfant pendant 24 heures à la diète hydrique.

Il faut bien se garder, pour une diarrhée, de changer de nourrice ou de remplacer l'allaitement naturel par l'allaitement artificiel. Cependant, si les troubles digestifs persistent et ne cèdent pas au traitement, on peut essayer de substituer à l'allaitement maternel exclusif l'allaitement mixte. Cette combinaison peut donner d'excellents résultats, mais ne doit être tentée qu'après consultation médicale.

2° *Diarrhée des enfants élevés au biberon.* — Si la diarrhée des enfants nourris au sein est rarement alarmante, il n'en est pas de même pour la diarrhée des enfants nourris au lait de vache.

Celle-ci diffère de la première non seulement par le caractère des selles, mais encore et surtout par le retentissement profond qu'elle exerce sur la nutrition, et par ses complications.

Les selles sont muco-grumeleuses, hétérogènes, franchement vertes, extrêmement fréquentes. L'enfant est agité et crie, la peau des fesses devient rouge, irritée, enflammée.

Très souvent la diarrhée s'accompagne de fièvre; en même temps l'enfant maigrit très rapidement.

La diarrhée d'un enfant nourri au lait de vache est toujours inquiétante; c'est pourquoi il est nécessaire de surveiller de très près les selles d'un nourrisson soumis à l'alimentation artificielle et d'intervenir rapidement dès les premiers symptômes.

Causes. — Là encore, comme dans l'allaitement au sein, la suralimentation est la principale cause; mais une autre série de facteurs intervient : faute dans la stérilisation du lait, malpropreté du biberon ou de la tétine. La moindre infraction aux lois de l'hygiène prend dans ce cas une importance capitale.

Conduite à tenir. — Il est généralement nécessaire de commencer le traitement par la diète hydrique. La diète hydrique a pour but de mettre le tube digestif au repos complet en évitant l'écueil de l'inanition.

On donne à l'enfant, toutes les 15 ou 20 minutes, une à deux cuillerées à café d'eau bouillie ou d'eau très légèrement alcalinisée (Evian, Vals, Thonon). On peut y ajouter du sucre dans la proportion de 30 gr. par litre. **Mais pour grave que soit le cas, la diète hydrique ne doit jamais dépasser 48 heures.**

Dans le cas de diarrhée plus encore qu'en cas de vomissement, il faut lutter contre le refroidissement. La chambre du bébé doit être bien chaude. Il faut envelopper le tout petit d'ouate et lui donner des bains chauds.

Lorsqu'on cessera la diète hydrique, il faudra reprendre progressivement l'alimentation. On le fera soit à l'aide des farineux et des féculents, soit à l'aide du lait et de ses dérivés; le médecin sera juge selon le cas observé.

Alimentation farineuse et féculente. — *Les décoctions de riz*. — Mettre 2 cuillerées à soupe de riz dans 1/2 litre d'eau froide, laisser reposer une heure ou deux. Ajouter alors un 1/2 litre d'eau bouillante, faire bouillir une heure, ramener le volume à un litre en ajoutant de l'eau bouillie, filtrer sur une étamine et sucrer.

Décoctions d'orge.— Faire bouillir une 1/2 heure un litre d'eau dans lequel on a jeté une cuillerée à soupe d'orge perlé. Ramener à un litre en ajoutant de l'eau bouillie. Filtrer sur une étamine et sucrer.

Décoctions d'avoine. — Faire bouillir pendant 1/2 heure dans 1/2 litre d'eau une cuillerée à soupe de graines d'avoine; après cuisson, ramener le volume à un litre en ajoutant de l'eau bouillie, passer sur une étamine et sucrer.

Eau pannée. — S'obtient en ajoutant du pain grillé dans de l'eau. On fait bouillir longuement, on filtre sur une étamine et on sucre.

Décoction de céréales. — Faire bouillir 3 heures dans 4 litres d'eau 2 cuillerées à soupe de : blé, orge, avoine, seigle, maïs, riz.

Bouillon de légumes de Méry. — On fait bouillir 4 heures dans 7 litres d'eau :

Carottes	400 gr.
Pommes de terre	300 gr.
Navets	100 gr.
Pois et haricots secs	80 gr.
Sel	35 gr.

Bouillon de légumes de Hutinel :

Pommes de terre	150 gr.
Carottes	200 gr.
Navets	40 gr.
Pois secs	15 gr.

Haricots secs.............. 15 gr.
Poireaux................. 1 gr.
Eau.................... 5 litres.

Faire bouillir 4 heures à feu doux dans une marmite ; passer et ajouter 5 gr. de sel par litre de liquide filtré.

Bouillon de céréales de Comby :

Blé..............
Maïs concassé.....
Orge perlé........ } 30 gr. ou 1 cuillerée
Haricots blancs....   à soupe de chaque
Lentilles.........
Pois secs........
Eau................... 2 litres.

Faire bouillir 3 heures, passer, compléter à un litre si c'est nécessaire et ajouter 5 gr. de sel.

Ces décoctions de céréales et bouillons de légumes peuvent être employées dans les jours qui suivent la diète hydrique ; mais, administrés seuls à l'enfant, ils sont incapables de constituer une ration suffisante et leur emploi ne doit jamais dépasser 2 à 3 jours sans crainte de voir apparaître le danger de l'inanition s'ajoutant alors au danger de la maladie.

Pour les rendre plus nutritifs, on a proposé de les additionner de farine ou d'en faire des bouillies dites bouillies maigres.

Bouillies au bouillon de légumes. — Les farines employées sont : l'arrow-root, le blé, l'orge et l'avoine. Pour le jeune nourrisson, on délaiera à froid une cuillerée à café dans 100 gr. de liquide. On porte à l'ébullition en remuant constamment. On obtient ainsi une bouillie très claire que l'on peut donner à un enfant dans un biberon.

On peut également faire des panades au bouillon de légumes en faisant cuire à feu doux pendant 3 quarts d'heure du pain grillé bien émietté.

Le lait et ses dérivés. — L'idéal, dans la grande majorité des cas, serait de donner du lait de femme à un nourrisson élevé au lait de vache qui présenterait de la diarrhée. Cela est presque toujours impossible.

Le lait d'ânesse est un bon aliment transitoire; ce lait est très coûteux et il est parfois très difficile de s'en procurer. Force est donc de se contenter du lait de vache modifié.

Lait écrémé ou lait maigre. — On peut avec avantage, pour la reprise progressive de l'alimentation lactée, se servir de lait écrémé ; soit que l'on écrème soi-même son lait, soit que l'on se procure le lait stérilisé vendu dans le commerce, soit encore qu'on utilise le lait en poudre écrémé.

Le babeurre. — Une préparation excellente est le babeurre. Le babeurre, appelé dans les campagnes lait de beurre, est la partie liquide et qui reste après fermentation et battage du lait.

Il est facile de préparer soi-même du babeurre avec du lait total. Voici comment on procède.

Dans un vase bien propre et bien couvert, on laisse aigrir du lait de bonne qualité dans une pièce dont la température varie entre 16° au moins et 18° au plus. Au bout de 24 heures, on enlève avec une écumoire la crème qui est montée à la surface. La crème enlevée, il reste du lait demi-maigre que l'on bat une heure dans une baratte normande pour enlever le reste du beurre. Ce barattage dure 40 minutes environ. Après le barattage, le liquide est passé sur un fin tamis ; c'est *le babeurre*, liquide blanchâtre légèrement acide par suite de la formation d'acide lactique. On emploie le babeurre soit pur et sucré, soit additionné de farine.

Bouillie au babeurre. — Pour un litre de babeurre on met une cuillerée à soupe de crème de riz, 30 gr. de sucre, 5 gr. de sel; on fait cuire à feu doux 35 à 40 minutes en agitant le mélange avec un fouet à crème. On enlève du feu après le premier bouillon. La quantité de bouillie ainsi préparée doit être consommée dans les 24 heures.

Les bouillies maltées ou soupe de malt. — Pour préparer les bouillies maltées, on délaye 4 cuillerées à soupe bien pleines de crème de riz dans 2/3 de litre d'eau froide; on verse cette bouillie délayée dans du lait chaud (1/3 de litre environ); on fait cuire jusqu'à ce que la bouillie soit bien épaisse; à ce moment on retire du feu et on laisse refroidir un peu. Quand la température de la bouillie s'est abaissée aux environs de 80°, on ajoute 2 cuillerées à soupe d'un extrait de malt de bonne qualité : plusieurs spécialités sont vendues dans le commerce sous forme d'un liquide sirupeux ou sous forme de paillettes.

Lorsque l'extrait de malt est ajouté, on le délaye dans la bouillie, qui redevient alors liquide. Quand la liquéfaction est terminée, on remet la casserole sur le feu et on reporte à 100° après avoir ajouté 10 gr. de sucre pendant cette cuisson. La bouillie ainsi préparée doit être consommée dans les 24 heures.

Reprise de l'alimentation. — Une chose essentielle pour la reprise de l'alimentation d'un enfant atteint de diarrhée est de procéder progressivement et par petite quantité. Voici comment, en l'absence du médecin et en attendant sa venue, on peut agir lorsqu'un bébé a une diarrhée inquiétante.

Le premier jour, l'enfant sera mis à la diète hydrique, le second jour un bouillon de légumes, le troisième jour on essayera de reprendre l'alimentation. Si par hasard on a l'heureuse chance de pouvoir lui donner du lait de femme, on offrira à l'enfant de nombreux petits repas, toutes les 2 heures par exemple, mais ne dépassant pas 20 à 30 gr. chacun. On complétera chacune des tétées au sein par une quantité suffisante d'eau de riz ou de bouillon de légumes, pour que la quantité totale de liquide prise en 24 heures soit convenable.

Le professeur Marfan estime cette quantité à 125 gr. par kilo. On augmente chacun des jours suivants la ration de lait de femme jusqu'à ce qu'on ait atteint la ration nécessaire à l'enfant.

On procédera de même avec du lait d'ânesse.

Si on ne peut se procurer que du babeurre, après un jour de diète hydrique et un jour de bouillon de légumes on remplacera petit à petit le bouillon de légumes par le babeurre ; puis, quand on s'est assuré que le babeurre est bien supporté, on introduit dans chaque repas au babeurre une cuillerée à café de lait ordinaire, puis 2, puis 3, jusqu'à ce que le biberon ait repris insensiblement la composition qu'il avait avant. C'est ainsi que depuis des années agit le professeur Hutinel.

Mais il faut bien savoir que la réalimentation progressive est fort délicate et doit être soumise à la surveillance médicale. Il ne faut pas craindre parfois de revenir en arrière si l'alimentation est encore mal supportée, comme aussi de sauter une étape si l'enfant a l'air de souffrir d'un régime trop sévère.

Constipation.

La constipation est un accident très fréquent aussi bien chez le nourrisson que chez le grand enfant. Toujours moins grave que la diarrhée, elle doit néanmoins être attentivement surveillée et combattue, car elle est l'origine des colites et entéro-colites rebelles. Un enfant doit avoir au moins une selle quotidienne.

Il est utile, pour la facilité du contrôle, d'habituer le tout petit dès les premiers mois à fournir une selle chaque jour à la même heure.

La constipation chez le nourrisson au sein. — La constipation n'épargne pas le nourrisson élevé au sein. Elle peut être l'indice d'une ration alimentaire insuffisante et dans ce cas la courbe de poids reste stationnaire. La constipation de la nourrice peut être cause de la constipation de l'enfant. On changera alors le régime souvent trop riche en matières azotées de la nourrice constipée. On insistera sur les légumes verts, la salade cuite, le pain complet, les compotes de fruits, les amandes, les noix et les noisettes. On supprimera le chocolat, le thé et le café. Chaque matin la nourrice prendra un grand verre d'eau pure ou d'eau minérale faiblement alcaline. Elle usera de laxatifs doux : huile de paraffine, vaseline liquide, sulfate de soude à faible dose, bourdaine, etc. C'est en traitant la constipation de la nourrice qu'on guérira en général celle du nourrisson. Si cela ne suffit pas, on fera boire à l'enfant 2 ou 3 fois par jour, avant une tétée, 2 ou 3 cuillerées d'une solution de lactose au 10ᵉ. Ou bien encore, si l'enfant a déjà 3 ou 4 mois, 2 ou 3 cuillerées par 24 heures d'un jus de fruits frais : orange, citron ou raisin.

Constipation chez l'enfant alimenté au lait de vache. — Chez le bébé élevé au biberon, la constipation est très fréquente. Très souvent il y a faute dans l'alimentation et le changement de régime amène un bon résultat.

On peut couper le lait d'un enfant constipé avec une décoction d'orge, ou bien avec une petite quantité d'eau de Vals (Favorite) ou de Vichy (Célestins).

Au lieu de sucrer avec du sucre ordinaire, on sucrera avec du lactose dans des proportions équivalentes. On peut faire prendre, avant un ou deux biberons, une cuillerée à café de miel ou d'eau mannitée.

Souvent la constipation d'un enfant élevé au biberon disparaît dès qu'on ajoute au régime exclusivement lacté une bouillie légère ou, mieux encore, une bouillie maltée.

Constipation à l'époque du sevrage. — La constipation apparaît souvent à l'époque du sevrage. Elle est due fréquemment à l'abus de substances azotées ou de chocolat ; parfois aussi à l'abus du lait. Cette constipation s'accompagne en général d'un teint pâle, et les yeux sont légèrement creusés.

Qu'on change le régime, qu'on diminue la quantité de lait absorbée, qu'on remplace par exemple la bouillie au lait du soir par un potage aux légumes, et tout rentrera dans l'ordre. Les selles redeviendront spontanées, régulières, le teint rosé. On insistera sur les panades à l'eau et au beurre, les soupes grasses, les bouillies au bouillon de légumes, les compotes, les fruits cuits, le pain d'épice, le miel. Comme boisson, l'eau pure légèrement additionnée de jus de raisin, de jus de citron ou de jus d'orange.

Tous ces moyens doivent toujours être préférés aux suppositoires, aux lavements et aux sirops, dont beaucoup contiennent des substances purgatives. Certains cependant, à base de manne ou de sucre de fruits, sont inoffensifs.

Mais c'est avant tout par le régime que l'on aura raison de la constipation d'un enfant.

ATHREPSIE

L'athrepsie est un état grave, décrit depuis longtemps par Parrot, qui survient chez des nourrissons âgés d'au moins 4 mois qui ont souffert dans leur nutrition.

Cette athrepsie peut être causée par une alimentation insuffisante, surtout chez les enfants élevés au biberon, car il est tout à fait exceptionnel qu'un enfant au sein, même longtemps hypo-alimenté, devienne un athrepsique. Mais les causes les plus fréquentes sont les maladies gastro-intestinales : diarrhée prolongée et vomissements.

Amaigrissement simple. — Au degré le plus léger on observe un arrêt de la courbe du poids, parfois même une chute. Le bébé a maigri, devient pâle, grognon, ses tissus ont une mollesse spéciale. Il suffit de faire cesser la cause, qui est souvent une insuffisance de ration alimentaire, pour voir la courbe de poids redevenir ascendante.

D'autres fois c'est à la suite d'un rhume, d'une diarrhée passagère que l'amaigrissement sera noté. Il n'y a alors aucune raison de s'inquiéter : tout rentrera dans l'ordre aussitôt que le tout petit bien soigné sera guéri.

Hypotrophie. — Si l'insuffisance alimentaire se prolonge, si l'alimentation est de mauvaise qualité ou bien encore si l'état maladif de l'enfant est de trop longue durée, on voit l'enfant cesser de se développer et devenir ce que le Dr Variot appelle un *hypotrophique.* Le bébé ne grandit plus et n'augmente plus de poids. Sa peau devient sèche, écailleuse, ne reposant plus sur une couche de graisse bien ferme comme chez le poupon bien portant. Là encore un traitement rapidement établi fera tout rentrer dans l'ordre.

Athrepsie vraie. — Enfin à un degré plus accentué le tout petit devient un athrepsique. L'aspect du bébé est véritablement impressionnant. Le poids ne cesse de s'abaisser et l'enfant ne grandit plus ; la peau sèche et ridée laisse partout deviner le squelette sans interposition de la couche graisseuse normale; le visage ressemble à celui d'un vieillard ; le front est ridé, les pommettes font saillie, les joues se creusent, le menton devient osseux et pointu : c'est le facies Voltairien. Cet état très grave conduit à la mort si on n'intervient pas assez tôt.

Conduite à tenir. — Lorsqu'on observe chez un nourrisson un amaigrissement progressif, le mieux est de le mettre au sein, soit maternel, soit mercenaire, tout au moins à l'allaitement mixte. L'enfant nourri au sein n'arrive jamais à l'état d'athrepsie grave.

Quand pour une raison quelconque on ne peut se procurer du lait de femme, on aura recours au lait d'ânesse ou à l'un des dérivés du lait de vache. L'estomac de l'athrepsique est incapable de digérer le lait de vache pur.

On emploiera le babeurre, le lait écrémé, le lait en poudre maigre ou le lait humanisé. L'alimentation devra d'ailleurs être réglée par un médecin compétent.

MALADIES DES VOIES RESPIRATOIRES

Coryza.

Le coryza chez l'adulte et le grand enfant n'est qu'une petite maladie un peu ennuyeuse. Chez le nourrisson, il acquiert une importance beaucoup plus grande. Les fosses nasales du tout petit sont extrêmement étroites ; aussi, dès que la muqueuse s'enflamme et se boursoufle, l'obstruction est totale. Le bébé ne peut plus respirer que par la bouche, ce qui provoque immédiatement une sécheresse de la muqueuse. De plus, l'obstruction nasale l'empêche d'exercer des mouvements de succion. Dès que l'enfant cherche à téter il étouffe, il s'éloigne violemment, cherche à reprendre le sein, se fâche, crie, s'agite mais ne s'alimente pas. Il se met donc dans un état de moindre résistance et devient une proie facile pour une complication qui peut devenir grave, bronchite ou broncho-pneumonie. *Jamais on ne doit négliger un coryza chez un nourrisson, et ceci d'autant moins qu'il est plus jeune.*

Avec de petits rouleaux d'ouate hydrophile imprégnée d'eau bouillie tiède, on fera la toilette des fosses nasales plusieurs fois par jour pour enlever les mucosités qui les obstruent. Ceci fait, en renversant la tête du bébé en arrière, on fera tomber à l'aide d'une cuillère ou d'une baguette de verre, ou encore d'un compte-gouttes, quelques gouttes d'huile goménolée, d'huile résorcinée, ou de la préparation suivante .

> Collargol................ 30 centigrammes
> Eau..................... 100   »   (LESNÉ).

Il faut éviter d'employer chez le jeune bébé des produits mentholés (huile ou vaseline). On a vu des jeunes nourrissons réagir par des convulsions à l'action trop irritante du menthol appliqué sur leurs muqueuses nasales.

Si l'enfant ne peut téter, on l'alimentera à la cuillère.

Enfin on le préservera du refroidissement.

Faux croup.

Accident bénin, mais toujours effrayant pour les parents. Il provient d'une simple laryngite qui prend chez les tout petits un aspect particulièrement dramatique : le faux croup.

Brusquement, en pleine nuit, les parents sont réveillés par une respiration bruyante de l'enfant qui semble étouffer. Il tousse, et sa toux rauque et enrouée ressemble à l'aboiement d'un chien ; mais cette toux n'est pas voilée.

Ces phénomènes alarmants sont dus à une laryngite simple, qui chez l'adulte ne déterminerait qu'une voix enrouée et une toux rauque. Mais chez l'enfant le larynx étroit est rétréci par la tuméfaction de la muqueuse, et le passage de l'air est gêné. De plus, à cet élément de simple obstruction mécanique s'ajoute en général un élément spasmodique provoquant les crises de suffocation.

Conduite à tenir. — Comme cette crise apparaît la nuit en général, et qu'il est parfois difficile d'obtenir le médecin, il est utile que la maman sache ce qu'elle doit faire dans ce cas.

Il faut appliquer des compresses chaudes sur le cou en avant du larynx. Pour cela on fait bouillir de l'eau, on plonge dans cette eau un linge, un grand mouchoir par exemple et on exprime ensuite l'eau qu'il contient. On s'assure avec le dos de la main qu'il est suffisamment chaud sans provoquer de brûlure. On l'applique devant le larynx, on le recouvre d'un taffetas chiffon si l'on en a à sa disposition, et d'une épaisse couche d'ouate. On entoure le tout d'une bande de crêpe velpeau, ou tout simplement d'un autre mouchoir, pour tenir en place le pansement humide et chaud. En général cette simple application est suivie d'une amélioraration très notable. On donne en même temps une

boisson chaude (tisane de tilleul ou de fleurs d'oranger)
et on a soin ensuite d'humidifier l'air de la pièce en y
faisant bouillir une casserole d'eau dans laquelle on
pourra mettre quelques feuilles d'eucalyptus.

Toux, rhume et bronchites.

La toux est un symptôme habituel dans les maladies
des voies respiratoires. Quand un nourrisson tousse, il
faut toujours interrompre les promenades et prendre
la température. Si celle-ci ne dépasse pas 37° ou 37°,5,
il y a les plus grandes chances pour qu'il s'agisse d'un
rhume sans gravité. Néanmoins il est préférable de
prendre quelques précautions, pour éviter que ce rhume
ne se transforme en bronchite ou en congestion pulmonaire.

Laissez le tout petit à la chambre, enveloppez-lui
les jambes de bottes d'ouate et appliquez-lui au besoin
un cataplasme sinapisé. Ces soins ne peuvent avoir
qu'un bon effet, sans aucun inconvénient, en attendant
la venue du médecin.

Comment fait-on un cataplasme sinapisé? — Tout le
monde croit savoir le faire et cependant chaque jour
on voit des enfants cruellement brûlés par un cataplasme appliqué de façon défectueuse.

Beaucoup croient nécessaire d'appliquer un cataplasme très chaud. C'est une profonde erreur. Un
cataplasme trop chaud peut brûler la peau très délicate d'un tout petit, sans autre résultat.

Pour faire un cataplasme sinapisé, étendez sur une

table un linge fin ou une tarlatane spécialement préparée pour cet usage et pliée en 8 épaisseurs ; saupoudrez modérément de farine de moutarde.

D'autre part, dans un récipient délayez de la farine de graine de lin en y versant de l'eau à 40°. Lorsque la pâte vous semble d'une consistance voulue, celle d'une purée pas trop épaisse, étalez-la sur le centre de votre linge de façon à en pouvoir rabattre les coins, le linge formant ainsi une enveloppe continue. Vous l'appliquez sur la poitrine de l'enfant et vous la laissez jusqu'à rubéfaction de la peau, c'est-à-dire 15 à 20 minutes.

Broncho-pneumonies.

Lorsque le médecin a diagnostiqué une broncho-pneumonie, il est nécessaire d'isoler le petit malade et d'éloigner ses frères et sœurs, car la broncho-pneumonie est une affection contagieuse.

La chambre doit être bien aérée et bien chauffée. La température doit être maintenue entre 17° et 18° ; mais il faut que l'air soit fréquemment renouvelé.

Il est encore nécessaire que l'atmosphère soit maintenue humide : on obtiendra aisément ce résultat en portant à ébullition dans un large récipient de l'eau contenant des feuilles d'eucalyptus.

Un enfant atteint de broncho-pneumonie doit avoir une alimentation aussi substantielle que son âge le permet. S'il s'agit d'un tout petit, rien ne remplacera le lait maternel qui sera pour lui le meilleur des toniques. Si l'enfant est sevré, les bouillies, les œufs, les crèmes liquides constitueront la base de son régime. On veillera en outre à maintenir dans un état d'excessive propreté les fosses nasales. Après chaque nettoyage, on introduira un antiseptique : huile goménolée, résorcinée ou collargol.

Suivant la prescription médicale, on donnera à l'enfant des bains ou on fera des enveloppements humides.

Enveloppements humides. — Pour faire un enveloppement humide, étendez sur une table ou un lit une couverture de laine. Sur la couverture, disposez une pièce de taffetas chiffon.

Préparez une cuvette ou un récipient quelconque dans lequel vous aurez de l'eau à 60°, et un petit drap d'enfant si vous n'avez pas de tarlatane.

Déshabillez le bébé complètement pendant qu'un aide trempe dans l'eau chaude le drap, qui est ensuite fortement tordu pour en exprimer l'eau, puis disposé à plat sur le taffetas chiffon. L'enfant nu est placé sur le drap mouillé. la tête dépassant le bord supérieur du drap. Rapidement on rabat le drap, puis le taffetas chiffon, enfin la couverture de laine. Ces différentes enveloppes doivent s'appliquer étroitement sur le petit corps, empêchant les mouvements intempestifs des bras et des jambes. Il est bon même de fermer la couverture de laine avec des épingles doubles. Ainsi emmailloté, l'enfant est mis dans son petit lit.

Suivant l'avis médical, l'enveloppement humide reste appliqué 1/2 heure, 3/4 d'heure ou une heure.

Il est fréquent de donner pendant l'enveloppement une boisson chaude au bébé.

Quand la durée de l'enveloppement est écoulée, il faut en retirer l'enfant en évitant qu'il se refroidisse. On ouvre la couverture, on enlève rapidement le taffetas chiffon et le linge mouillé; puis, sous la couverture, avec une serviette bien chaude on essuie le bébé, on le vêt de linge chaud, voire même de brassière d'ouate, on enveloppe les petites jambes de bottes d'ouate et on le remet au berceau.

Enveloppements sinapisés. — On procède de la même façon que précédemment; mais, au lieu de plonger la serviette ou la tarlatane dans de l'eau pure, on la plonge dans un récipient contenant de l'eau tiède dans laquelle on a agité pendant quelques minutes 60 à 100 gr. de farine de moutarde contenus dans un sachet. On exprime le linge ainsi mouillé et on l'enroule *autour du torse seulement.* On laisse l'enveloppement 20 à 25 minutes; au bout de ce temps, la révulsion est énergique et la peau fortement rougie.

Balnéations. — Les bains froids, c'est-à-dire à 20° ou 25°, sont actuellement peu employés. Ils ne conviennent que dans les formes avec fièvre particulièrement élevée. Les bains tièdes, à 30° ou 35°, d'une durée de 5 à 10 minutes sont d'un usage courant.

Certains médecins préfèrent les bains chauds à 38°, prolongés une vingtaine de minutes.

On donne généralement un bain toutes les 3 ou

4 heures. Après le bain, on peut faire au petit malade
une friction alcoolique.

Les bains sinapisés sont moins employés actuellement qu'ils ne le furent il y a quelques années. Dans
une baignoire d'enfant, on met un petit sachet contenant 60 à 100 gr. de farine de moutarde. On remplit à
moitié la baignoire d'eau tiède en agitant le sachet, on
complète par une certaine quantité d'eau pour que le
bain atteigne la température prescrite par le médecin.
Pendant la durée du bain, qui est de 5 minutes environ, il faut préserver les yeux de l'enfant contre les
dégagements de l'odeur de moutarde, en maintenant
le menton hors de l'eau.

Quelle que soit la variété du bain, il faut, dès que
sort l'enfant, l'enrouler dans une serviette éponge
chaude et dans une couverture de laine. Bien le sécher,
puis le poudrer, l'habiller chaudement en enveloppant
ses jambes d'ouate et le remettre au lit.

MALADIES DE LA PEAU

Érythème des nourrissons.

Chez les enfants en bas âge, il peut arriver que le
contact des matières fécales et des urines détermine
une irritation de la peau des fesses qui devient
chaude, rouge et luisante. Cette rougeur, que les
médecins appellent érythème, gagne la partie postérieure des cuisses, les jambes et peut même atteindre
les talons.

C'est d'abord une simple rougeur. Si on n'intervient pas, il y a bientôt exsudation d'un liquide séro-fibrineux ; puis apparaissent des petites érosions et des vésicules remplies d'un liquide louche.

On peut éviter l'érythème fessier du nourrisson en le changeant toutes les fois qu'il est mouillé, en ne l'enveloppant que de couches de linge fin, convenablement lavées sans addition d'aucun produit chimique.

Lorsque la moindre rougeur apparaît au niveau du siège, on lave la partie irritée avec de l'eau bouillie contenant du borate de soude, on sèche et on enduit ensuite avec un cold-cream frais. On termine par un poudrage avec une poudre minérale comme le talc ou le sous-nitrate de bismuth.

Impétigo ou gourme.

L'impétigo, appelé communément gourme ou croûte de lait, apparaît chez les enfants mal nourris et souvent suralimentés. Tout le monde a vu de ces pauvres bébés dont le visage est couvert de disques croûteux d'un jaune ambré. L'impétigo, s'il n'est pas soigné, s'étend rapidement, recouvre toute la figure et peut gagner les mains. On doit intervenir dès l'apparition des premiers éléments. Il faut tout d'abord détacher les croûtes en appliquant des cataplasmes de fécule de pomme de terre préparés à chaud et appliqués froids, ou bien encore en faisant des pulvérisations à la vapeur d'eau. A la chute des croûtes, on fait des pansements humides avec un mélange de une partie d'eau d'Alibour pour deux parties d'eau bouillie ; ensuite on applique de la pommade à l'oxyde de zinc.

On ne doit pas oublier que l'impétigo peut se propager dans l'entourage du bébé, qui peut inoculer sa nourrice ou être le point de départ d'une véritable petite épidémie pour ses frères et sœurs, s'ils ne sont pas surveillés.

Eczéma du nourrisson.

Chez les enfants suralimentés, certaines régions, et particulièrement le pli rétro-auriculaire, sont le siège d'un eczéma suintant. Il s'agit en général de nourrissons élevés au lait de vache ; si le bébé est au lait pur et que ce lait soit trop riche, on le coupera légèrement avec une eau alcaline (Vals Favorite ou Vichy Célestins). De temps en temps on remplacera un biberon de lait par un biberon de lait écrémé ou de babeurre.

Si l'enfant est en âge de recevoir d'autres aliments que le lait, on donnera une ou deux bouillies, ou une bouillie et une purée.

A l'époque du sevrage, on retardera l'usage des œufs, des poissons, de la cervelle. On permettra des viandes très cuites, mais en insistant pour que le régime reste surtout végétarien (légumes verts, fruits cuits) ; on permettra le petit suisse.

Pour l'enfant eczémateux, les séjours à la mer sont à éviter et le lieu d'élection pour une villégiature est la montagne.

LES CONVULSIONS

Que doit-on faire en attendant la venue du médecin lorsqu'un tout petit présente des convulsions? D'abord le débarrasser de tout ce qui peut entraver les mouvements respiratoires : bien dégager le cou et la poitrine. Il ne faut jamais donner de bains sinapisés, comme cela se fait trop souvent; le bain sinapisé est un excitant.

Il convient de donner un bain chaud à 37° ou 38° dans lequel on maintiendra l'enfant durant 10 à 15 minutes. On mettra sur sa tête une compresse imbibée d'eau froide que l'on changera fréquemment.

ANÉMIE DES NOURRISSONS

Parfois un enfant de 9 à 10 mois devient pâle; c'est, en général, un bébé soumis au régime lacté exclusif et ne prenant que du lait de vache. Le lait est en effet un des aliments les plus pauvres en fer, le lait de vache encore plus que le lait de femme. Nous avons dit que le nouveau-né apporte en naissant une réserve de fer localisée dans le foie et destinée à subvenir à ses besoins pendant la période d'allaitement. Dès que cette réserve est épuisée, si le régime lacté reste exclusif, il sera insuffisant pour fournir la quantité de fer nécessaire à la production de globules rouges.

Le traitement de cette anémie du nourrisson consiste

logiquement : 1° à introduire dans l'alimentation des aliments riches en fer ; 2° à employer, si le médecin le juge nécessaire, une médication ferrugineuse.

A 6 mois, on donnera à l'enfant des bouillies de blé. A 1 an des purées de lentilles ou de pois et du jaune d'œuf. A 15 mois, on essayera le jus de viande et même des soupes de viande (voir page 175) dans lesquelles on ajoutera un jaune d'œuf.

RACHITISME

Les enfants alimentés au biberon d'une façon défectueuse présentent parfois d'assez bonne heure des symptômes de rachitisme. La dentition est pénible et la première dent apparaît avec un grand retard. Vers 14 ou 15 mois, les parents sont surpris de voir que bébé ne fait aucun effort pour marcher. Sa poitrine est étroite, le ventre proémine, les membres inférieurs ont tendance à s'incurver, les poignets et les chevilles font saillie et présentent ce qu'on appelle des *nouures*.

Dans ce cas il est indispensable d'établir tout d'abord un régime alimentaire convenable. Si l'enfant est encore jeune, le mieux est de lui donner si possible une nourrice. Plus grand, vers un an, on surveillera attentivement son alimentation, s'assurant de la qualité du lait et de sa parfaite stérilisation. On lui donnera des œufs, des purées de céréales et de légumineuses riches en phosphore (lentilles, pois et haricots).

La vie au grand air, avec un séjour annuel à la mer, est nécessaire. On donnera des bains salés.

Dans une baignoire d'enfant on met 500 gr. de sel gris dans de l'eau à 35° . L'enfant restera de 15 à 20 minutes dans le bain ; puis, bien séché, on le frictionnera avec de l'alcool de lavande ou de l'eau de Cologne.

Enfin on n'essayera pas de faire marcher l'enfant avant qu'il ne paraisse bien rétabli.

SCORBUT INFANTILE OU MALADIE DE BARLOW

Certains enfants, soumis à une alimentation artificielle fournie par du lait stérilisé industriellement et des farines conservées, peuvent présenter des accidents connus sous le nom de Scorbut infantile. Pour les éviter, il suffit de donner chaque jour à l'enfant du jus de fruits frais (raisin, orange ou citron).

III

QUELQUES NOTIONS D'HYGIÈNE
POUR L'ENFANT MALADE

Chambre de l'enfant malade.

Quand bébé est malade, la première chose à faire est de le laisser à la chambre et de le mettre au lit. S'il partage la chambre avec des petits frères et sœurs, il faudra transporter ceux-ci dans une autre partie de l'appartement, afin que le bruit de leurs jeux ne soit pas une fatigue pour le poupon souffrant. A celui-ci il faudra assurer le calme et la tranquillité. Une seule personne suffira pour le garder.

La chambre doit avoir 16° ou 18° en hiver comme en été. On ne doit pas craindre de l'aérer fréquemment, soit directement par la fenêtre, si la température extérieure est douce, soit par l'intermédiaire de la chambre voisine, s'il fait très froid. Pendant l'aération, il faut tenir bébé couché et bien couvert. S'il est déjà grand et que, pas trop malade, il désire s'asseoir sur son lit pour jouer avec ses joujoux, on pourra le lui permettre, quand la chambre aura repris la température convenable, en lui couvrant le torse avec un petit manteau de laine.

Toilette de l'enfant malade.

Il ne faut pas craindre de faire la toilette du petit malade; on doit veiller, entre toute autre chose, à la propreté des fosses nasales et de la cavité buccale. Plusieurs fois par jour, surtout si le tout petit a de la fièvre, on lavera la bouche avec un tampon d'ouate imbibé d'eau de Vichy et on fera tomber dans les fosses nasales quelques gouttes d'huile goménolée ou d'huile résorcinée. La toilette du siège sera faite dans les mêmes conditions que pour l'enfant sain.

Prise de la température.

Quand l'enfant est malade, il faut prendre la température. La température de bébé se mesure avec le même

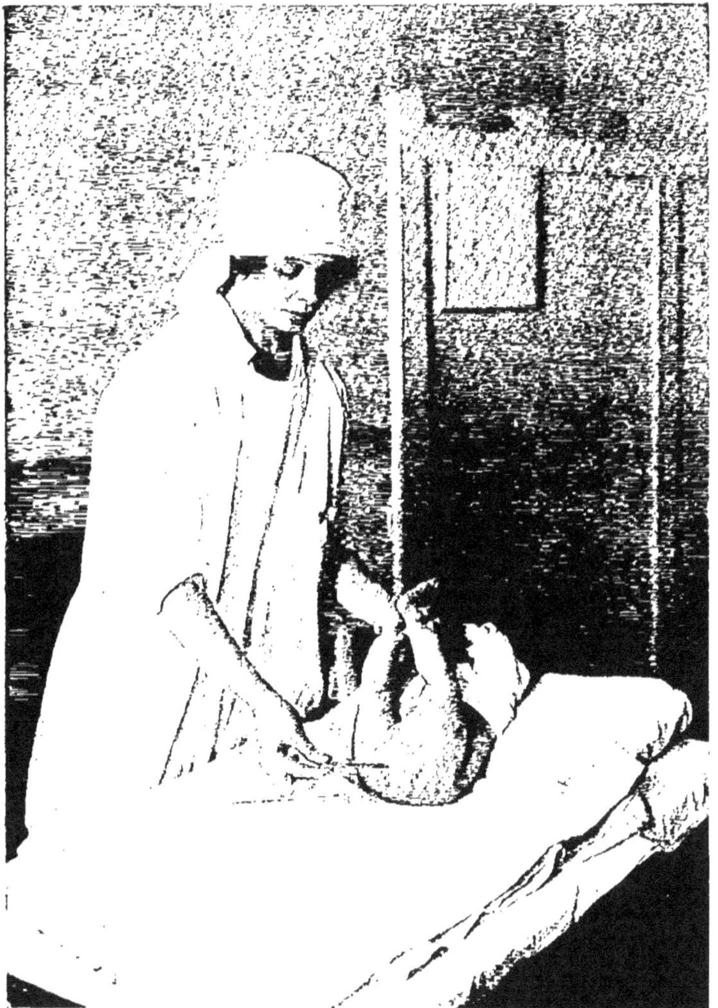

Fig. 21. — Maman place le thermomètre.

thermomètre que pour l'adulte : thermomètre a maxima dit à la minute.

On doit prendre la température dans le rectum. La maman tient le bébé sur ses genoux, couché sur le dos, la tête à gauche. De sa main gauche, elle saisit les talons de l'enfant et soulève les membres inférieurs. Avec la main droite elle introduit doucement dans l'anus la cuvette du thermomètre, qui a été préalablement enduite de vaseline (fig. 21). Le thermomètre est laissé en place 3 ou 4 minutes. On lit la température et on l'inscrit sur une feuille spéciale (fig. 22).

Quand la température a été prise, le thermomètre doit être secoué, puis plongé dans un verre ou dans un récipient quelconque contenant une solution faiblement antiseptique.

Comment recueille-t-on les urines d'un nourrisson ?

Il peut être utile, dans certains cas, de connaître la quantité approximative des urines émises par un nourrisson et de savoir si elles contiennent de l'albumine.

Lorsque l'enfant est déjà grand, cela est évidemment facile ; mais quand il urine dans ses couches, cela présente quelques difficultés.

En emmaillotant l'enfant, on mettra entre ses jambes un gros paquet d'ouate hydrophile. Comme un nourrisson urine généralement 15 à 20 minutes après chaque tétée, on exerce une surveillance attentive à ce moment et, dès que le coton est mouillé, on le retire.

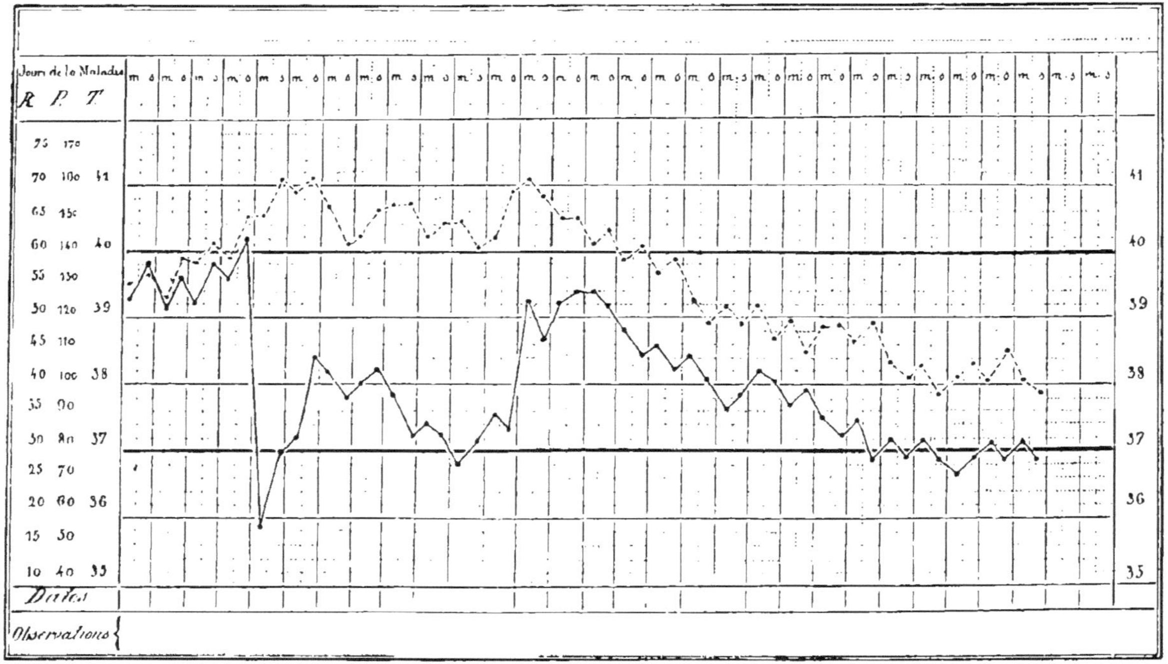

Fig. 22. — Feuille de température.

Pour évaluer la quantité d'urine, on pèse le coton d'abord sec, puis mouillé, la différence représente approximativement le poids d'urine émise à chaque miction. La somme des mictions donnera la quantité d'urine des 24 heures. On peut, en exprimant l'ouate, recueillir l'urine aux fins d'analyse.

IV

LA VACCINATION

Le terme de vaccination désigne communément la petite opération par laquelle on immunise un enfant ou un adulte contre *la variole*. Grâce à elle, cette terrible maladie, qui faisait de cruels ravages chez les tout petits, est à peu près inconnue à l'heure actuelle. La vaccination fait partie des mesures d'hygiène et de prophylaxie auxquelles doivent être soumis les enfants.

A quel âge doit-on vacciner un bébé? — Dans les maternités parisiennes, on a coutume de vacciner le nouveau-né immédiatement avant la sortie de la mère. C'est un bon moyen d'éviter qu'il n'échappe, par oubli ou par négligence, à la vaccination.

Mais, pour différentes raisons, il est préférable, quand on le peut, d'attendre quelques semaines après la naissance. En effet, dans un assez grand nombre de cas, le nouveau-né est réfractaire à la vaccination.

Selon l'expression habituelle, *le vaccin ne prend pas.* L'enfant, pendant les deux ou trois premières semaines, semble immunisé contre le vaccin. Cette immunité, transmise par la mère, disparaît quelques semaines après la naissance.

Le vaccin, en outre, fatigue toujours un peu le nourrisson pendant quelques jours. Il souffre localement au point d'inoculation qui s'enflamme, il a souvent un peu de fièvre, de l'insomnie, de l'inappétence. Mieux vaut éviter cette période pénible au nouveau-né, surtout s'il n'est pas extrêmement robuste.

Généralement, on vaccine un enfant lorsqu'il a atteint l'âge de 6 semaines ou de 2 mois; on évite de faire cette petite opération pendant les chaleurs, époque à laquelle un bébé est toujours moins résistant.

Le vaccin est préparé et recueilli dans des établissements spéciaux. Il est inoculé à l'enfant à l'aide d'une lancette ou d'un petit instrument appelé vaccinostyle.

Le lieu d'élection pour pratiquer la vaccination est la partie supérieure de la face externe du bras, au niveau où le muscle qu'on appelle le deltoïde fait une assez forte saillie.

Mais, comme la vaccination laisse des cicatrices gaufrées, blanches, indélébiles, beaucoup de parents préfèrent faire vacciner les petites filles au mollet ou à la cuisse. On doit alors dans ce cas veiller à ce que l'enfant soit très proprement tenu. On recouvrira la région vaccinée avec un pansement qui sera renouvelé aussi souvent qu'il pourra être souillé par l'urine ou les matières fécales ; sans quoi, on s'exposerait à voir apparaître une infection locale.

Récemment on a préconisé la vaccination sur la face dorsale du pied. Lorsque l'enfant est vêtu d'une petite culotte, la région est facile à maintenir en état de parfaite propreté à l'abri d'un pansement.

Les trois premiers jours qui suivent la vaccination, on n'observe en général rien d'autre qu'une légère boursouflure au niveau du point inoculé. Bientôt cette boursouflure s'affaisse, laissant place à un peu de rougeur au point de la piqûre. Vers le 4e jour, on note une élévation rouge, au 5e jour existe le bouton vaccinal ; c'est une pustule de couleur jaunâtre, entourée d'une cocarde rouge.

Au 8e jour, la pustule vaccinale est à son complet développement. Le centre se déprime, *s'ombilique*, la cocarde rouge qui l'entoure est plus large et plus enflammée.

Du 10e au 14e jour la pustule se dessèche, se couvre d'une croûte et l'inflammation diminue.

Du 20e au 25e jour, la croûte se détache, laissant une cicatrice gaufrée d'abord rouge, devenant bientôt d'un blanc nacré. Cette cicatrice sera indélébile.

Après la vaccination, il faut recouvrir la région inoculée d'un pansement protecteur sec ; on peut la poudrer avec du talc stérilisé. Il faut empêcher qu'à la période douloureuse l'enfant porte la main au niveau de la pustule vaccinale, car de ses doigts ainsi infectés il pourrait inoculer ailleurs le vaccin.

La vaccination entraîne quelquefois chez le bébé un état de malaise : fièvre, agitation, manque d'appétit, qui ne sont en général que des accidents passagers, sans danger et dont il ne faut pas s'alarmer.

Lorsque le vaccin ne prend pas, il ne faut pas se presser trop de revacciner l'enfant. Il faut attendre qu'une période de un mois au moins soit écoulée.

LIVRE VI

L'ENFANT DÉBILE

I

CARACTÈRES DE LA DEBILITÉ

Nous avons dit que le poids de l'enfant est de trois kilos environ à la naissance ; mais il existe des nouveau-nés d'un poids inférieur. Au-dessous de 2 k. 500, on dit que l'enfant naît débile.

Ce sont en général les enfants nés avant terme. Ils sont extrêmement fragiles. Leur avenir, toujours incertain, varie non seulement avec le degré de la débilité, mais surtout avec la cause.

Il y a des enfants débiles issus de parents sains et

dont la naissance avant terme est purement accidentelle. Ce ne sont pas à proprement parler des débiles, car la plupart d'entre eux, quelques mois après la naissance, ont repris l'aspect du nourrisson normal.

Plus grave est le cas de ceux qui naissent de parents malades, et beaucoup meurent dans les premières semaines de leur existence.

Le poids du débile varie entre 1.000 à 2.500 gr. Sa taille est de 21 à 40 cm. La perte du poids dans les jours qui suivent la naissance est infiniment plus faible que chez le nourrisson normal.

L'enfant débile crie peu, ses cris sont faibles et sa voix grêle ; il reste immobile, la respiration est faible et superficielle, la peau est rouge et violacée, la température ne dépasse pas 35 ou 36°. Il se refroidit très facilement ; on doit tout mettre en œuvre pour le réchauffer.

II

HYGIÈNE GÉNÉRALE DU DÉBILE

Comment réchauffer un débile.

Lorsque la débilité n'est pas trop grave, on se contente d'envelopper l'enfant d'une épaisse couche d'ouate. On coiffe sa tête d'un bonnet épais de flanelle. Dans le berceau, on mettra trois bouillottes fréquemment renouvelées, l'une de chaque côté du corps, l'autre aux pieds. On évitera bien entendu l'emploi des boules métalliques, pour faire usage des boules de grès épais qu'on entourera d'un tissu de laine.

Mais ce moyen est insuffisant dans certains cas, et l'on est obligé de mettre l'enfant débile dans une couveuse.

La couveuse se compose essentiellement d'une caisse de bois ou de métal divisée en deux étages par une cloison horizontale incomplète. Dans l'étage inférieur, se trouve un réservoir à eau chaude dont on entretient la température à un degré constant par un système régulateur (fig. 23).

Dans l'étage supérieur, se trouve une couchette destinée au poupon. Une fermeture en verre permet d'exercer la surveillance. La ventilation de la couveuse est assurée par un tuyau qui s'ouvre à l'air libre. Enfin, un thermomètre dont la cuvette plonge dans l'étage supérieur permet de surveiller la constance de la température, qui doit rester environ de 26 à 30°.

La couveuse ne donne pas tous les résultats qu'on aurait pu espérer, car elle exige une surveillance très grande. Trop fréquemment il arrive qu'on la laisse se refroidir, ou au contraire elle atteint, sans qu'on y ait pris garde, une température excessive. Ces deux alternatives sont très graves pour l'enfant.

Enfin la ventilation n'est pas toujours parfaitement assurée.

Il est souvent préférable de réaliser dans une chambre

quelconque une température de 25° à 26° ; l'enfant
sera maintenu bien enveloppé dans un berceau bien
chaud. De plus un feu de bois brûlera dans la cheminée, devant lequel on déshabillera l'enfant pour
faire sa toilette.

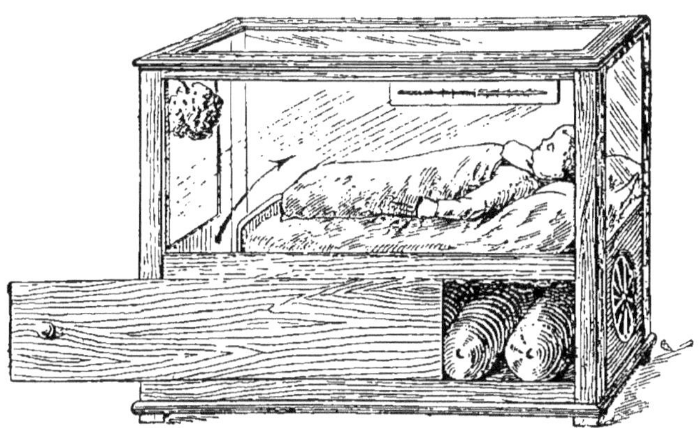

Fig. 23. — Couveuse.

La toilette du débile.

Les soins à apporter à la toilette du débile doivent
être extrêmement minutieux, car il est infiniment sensible à tout refroidissement et à toute cause d'infection.

Les bains à 38° seront très courts et donnés devant le
feu ; on séchera très rapidement l'enfant, lui donnant
ensuite une friction stimulante à l'huile tiède ou à l'al-
coolat de lavande. Cette friction sera très douce, car la
peau du débile est d'une excessive fragilité. On pou-
drera ensuite au talc et on l'habillera très rapidement.

Si la chambre n'est pas suffisamment chaude, il est préférable de ne pas baigner l'enfant, mais de faire sa toilette en découvrant successivement les diverses parties du corps.

III

ALIMENTATION DU NOUVEAU-NÉ DÉBILE

Le seul aliment qui convienne au nouveau-né débile est le lait de femme. Si la mère ne peut nourrir, il faut chercher une nourrice.

Lorsqu'il peut téter, le cas est très simple ; mais il est assez fréquent que le débile soit incapable d'exercer le mouvement de succion. Il faut alors le gaver.

A l'aide du succi-pompe de Rohan, on retire une certaine quantité de lait du sein de la mère ou de la nourrice, puis on gave l'enfant. Le gavage exige une certaine expérience et ne peut pas être pratiqué par n'importe qui.

La ration du débile doit être proportionnellement plus élevée que celle de l'enfant normal car, chez lui, la surface cutanée étant relativement très grande par rapport au poids du corps, le rayonnement calorique est considérable, et il faut assurer à l'organisme sous forme d'une alimentation abondante une source de chaleur suffisante. Il faut laisser le débile téter à volonté. Un débile absorbe fréquemment 20 à 25 % du poids de son corps.

I

DÉPOPULATION ET MORTALITÉ INFANTILE

En France aussi bien qu'à l'étranger il n'est personne qui ne sache que notre pays se dépeuple. Depuis bientôt un demi-siècle, au Sénat, à la Chambre, aux Académies, les orateurs agitent la cloche d'alarme et dénoncent le fléau qui menace la vie même de la France : la *Dépopulation*. On ne sait pas assez à quel point cette vérité est cruellement exacte.

Ce fut la cause originelle de la guerre de 1914. Si nous avons été assaillis, c'est que nos ennemis nous considéraient comme une proie facile à saisir.

Tout peuple qui ne s'accroît pas est voué à la disparition.

Voici de longues années que Bertillon, étudiant les statistiques, disait :

« La guerre éclatera entre la France et l'Allemagne le jour où le rapport des populations sera de un à deux. » Or les événements lui donnèrent tristement raison. En 1870, la France et l'Allemagne comptaient chacune 36.000.000 d'habitants; en 1914 la France n'en avait que 39.000 000, l'Allemagne 68.000.000. Richet a pu avec raison dire qu'il n'y a pas aujourd'hui pour la France plusieurs dangers mais un seul, vrai péril national, celui de disparaître faute d'enfants.

La dépopulation en France reconnaît 2 grandes causes : 1° la faiblesse de la natalité ; 2° la mortalité infantile.

La faiblesse de la natalité ne provient pas du nombre inférieur des mariages; dans la France *perverse et vicieuse*, on se marie autant que dans la *vertueuse Allemagne*. Mais, sur un ensemble de 11.317.744 familles qui constituent la France :

> 14 % ont trois enfants;
> 23 % ont deux enfants:
> 22 % n'ont qu'un enfant;
> et   15 % n'en ont pas du tout;

le reste, qui comprend 2.639.096 familles, constitue le groupe trop rare ayant plus de trois enfants.

Le résultat de cet état de choses est le suivant: pendant la période 1906-1910, on comptait en Allemagne 141 naissances pour 10.000 habitants; en Angleterre, 115; en Autriche, 114; en Italie, 113; en France, 7. Sept petits Français contre 141 petits Boches : la lutte était vraiment inégale (fig. 24).

Nous ne chercherons pas ici les causes de la faible natalité en France.

La futilité des jeunes ménages qui préfèrent une vie d'amusements factices aux joies de la famille, la regrettable coutume française de doter les filles, le désir de laisser à l'enfant un gros héritage en sont les principales. La preuve en est que seules les familles pauvres n'ont pas cessé de s'accroître. Car il faut bien le reconnaître en dehors de ceux assez peu fortunés pour n'avoir pas le souci de la dot ou de

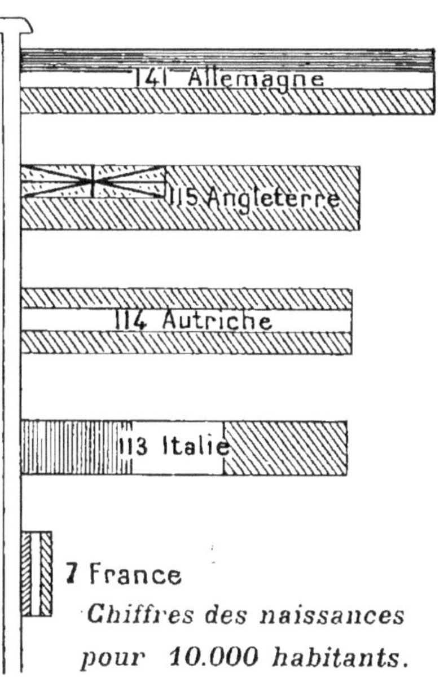

Chiffres des naissances pour 10.000 habitants.

Fig. 24.

l'héritage il n'y a plus en France que les croyants, à quelque confession qu'ils appartiennent, qui maintiennent la fécondité de la race.

Une éducation morale est à instituer pour remplacer la foi où elle est éteinte. En 1886, Guyau écrivait ces lignes : « Les positivistes ont proposé de substituer aux religions prêtes à disparaître la religion de l'humanité ; il en est une autre, plus accessible encore aux intelligences, plus pratique et plus utile, qui a été une des premières religions humaines : je veux dire la religion de la famille, le culte de ce petit groupe d'êtres liés les uns aux autres par le souvenir, solidaires les uns des autres par le nom et l'honneur et qui sont après tout la Patrie en germe ; laisser s'éteindre ou diminuer la famille, c'est travailler autant qu'il est en nous à diminuer la Patrie et l'humanité même. »

Il ne suffit pas d'avoir de nombreux enfants, il faut aussi qu'ils soient bien portants et qu'ils vivent. S'il est difficile d'obtenir un accroissement rapide de la natalité, on peut et on doit empêcher de mourir ceux qui sont nés.

A Paris, sur 1.000 convois que vous rencontrez dans les rues, il y a 150 petits cercueils à peine grands comme des boîtes de poupées ; ce sont des cercueils d'enfants qui n'ont pas un an. Un bébé de un jour a moins de chance de vivre une année qu'un vieillard de 80 ans.

De 1870 à 1914, il est mort chaque année en France de 130.000 à 140.000 enfants de moins de un an, ce qui fait plus de 6.000.000.

En dehors de la question sentimentale, on peut calculer, en considérant qu'un homme rapporte en moyenne en France 5.000 francs par an, que notre pays a perdu 30.000.000.000 !

C'est dans la première année que la mortalité infantile prend l'aspect d'un véritable fléau. Au cours de la seconde année, la mortalité n'est plus que de 50 pour 1.000; dans la troisième, la mortalité diminue encore et n'atteint plus que 25 pour 1.000.

II

LA PROTECTION DE L'ENFANT

Sauver les enfants qui naissent est actuellement pour la France une question de vie ou de mort. La bataille à livrer, et dont l'enjeu est aussi grave qu'à la Marne, est la bataille contre la Mortalité Infantile.

La première chose à faire, et ceci du haut en bas de l'échelle sociale, c'est d'instruire la mère et préparer avant tout la mère dans la jeune fille.

On croit généralement, et on répète volontiers, qu'élever un enfant est une chose aisée et que la femme apporte en naissant la science d'élever un tout petit. Rien n'est plus inexact. Voyez cette jeune maman de 20 ans, si peu préparée à son nouveau rôle que la voilà toute désemparée devant le petit colis de 3 ou 4 kilos qui vient de lui arriver.

Il est étrange qu'en ce siècle, où toute femme se vante de savoir quelque chose, où toutes jusqu'au mariage suivent des cours d'art, de littérature, de danse, où beaucoup, rivales de leurs frères, passent leur baccalauréat, forcent la porte des Facultés et des Grandes Ecoles, il y en ait tant, avec ou sans diplôme, qui n'ont pas songé une heure, pas réfléchi une seconde à leur rôle essentiel et pourquoi elles sont faites : le rôle de mère de famille. Les choses sont heureusement en train de changer et toute notre jeunesse ne demande qu'à s'instruire et à apprendre à élever un enfant.

La jeune fille doit savoir que le premier devoir de la mère est *d'allaiter*. De tout temps il y a eu des femmes que leur santé fragile ont empêchées d'être nourrice de leur enfant. Il en est (cela est-il vraisemblable et pourtant cela est vrai) qui ne veulent pas nourrir. Les Spartiates, qui voulaient de beaux et mâles citoyens, ne plaisantaient pas sur ce sujet. De par la loi toute femme devait allaiter. En France, nul décret ne dicte aux femmes leur devoir maternel. Nous avons dit au cours de cet ouvrage la supériorité incontestable de l'allaitement maternel sur l'allaitement artificiel. Il est indiscutable, et la question ne devrait pas se poser pour les femmes inoccupées.

Pour les femmes de la classe ouvrière, le problème de l'allaitement maternel est souvent plus difficile à résoudre. Beaucoup se voient contraintes de se séparer de leur enfant et de l'envoyer dans une campagne lointaine, le confiant à une nourrice souvent remplie des meilleures intentions mais ayant sur l'élevage des poupons des notions plus que rudimentaires. Triste exode que celui des tout petits. Bien peu en reviennent, puisque chez eux la mortalité atteint le chiffre effrayant et pas assez connu de 50 à 60 °/₀. Plus de 1 sur 2 des enfants envoyés en nourrice meurent avant d'avoir atteint 1 an. C'est pour eux qu'ont été fondées les œuvres de protection de l'enfance.

Le but de ces œuvres est d'empêcher dans la mesure du possible la séparation de la mère et de l'enfant et de favoriser l'allaitement maternel.

Les Crèches.

La première crèche fut créée en 1801 par une femme, Madame de Pastoret ; elle disparut à la mort de la fondatrice. Le grand effort pour la fondation des crèches date de 1841, sous l'instigation de M. Marbeau.

Les crèches sont des établissements destinés à recevoir les poupons pendant que la mère est au travail. Elles n'ont pas donné tout le résultat qu'on pouvait en espérer et les mères parisiennes ont fait aux crèches une terrible réputation, souvent d'ailleurs excessive et injuste. Il est certain que de nombreuses modifications sont à apporter dans l'organisation des crèches.

Les Gouttes de Lait.

Cette Œuvre fut conçue et installée par le Dr Dufour. de Fécamp ; elle se propose de donner du lait stérilisé aux mères qui élèvent leurs enfants au biberon ; elle eut le résultat magnifique de faire baisser considérablement la mortalité infantile dans la région.

Les Consultations de Nourrissons.

Ont été créées et répandues dans les différents quartiers de Paris et les grandes villes de province. Elles ont pour but de surveiller l'hygiène et l'allaitement d'enfants bien portants amenés régulièrement à la visite médicale. Leur résultat fut d'encourager et de stimuler l'allaitement maternel.

Les Chambres d'allaitement.

Pour permettre aux ouvrières des usines d'allaiter leur enfant au sein, on a créé les chambres d'allaitement, c'est-à-dire un établissement dans l'enceinte de l'usine où les ouvrières déposent leur bébé le matin en arrivant au travail. Elles sont autorisées à se rendre 2 ou 3 fois par jour auprès de leur poupon pour l'allaiter. Une Chambre d'allaitement bien comprise possède un réfectoire pour les nourrices où les mères trouveront pour une somme modique un repas simple et substantiel.

Les Mutualités Maternelles.

Cette OEuvre fut organisée par M. Poussineau ; son but est de favoriser l'allaitement maternel dans les semaines qui suivent la naissance.

Les Pouponnières.

Enfin pour les enfants dont les mères sont obligées de se séparer, domestiques par exemple, on a créé des Pouponnières dans le but d'empêcher le dangereux envoi en nourrice. La première des pouponnières fut fondée par Mmes Manuel et Gustave Charpentier, c'est la Pouponnière de Porchefontaine.

Les Pouponnières Universitaires.

Récemment l'Entr'aide des femmes françaises sous l'instigation de sa dévouée présidente, Mme Gaston Thalheimer, a repris sur d'autres bases la création des pouponnières. Les pouponnières universitaires reçoivent les enfants de 1 à 13 mois que la mère ne peut nourrir. Elles n'admettent après visite médicale que des enfants normaux. Cette OEuvre jeune, déjà prospère, placée sous le patronage de l'Université, promet de donner les plus beaux résultats et d'être un puissant moyen de lutte contre la mortalité infantile.

INDEX ALPHABÉTIQUE

TABLE DES MATIÈRES

LIVRE IV

L'alimentation, de la naissance à deux ans

LIVRE V

L'enfant malade

LIVRE VI

L'enfant débile

LIVRE VII

SOCIÉTÉ GÉNÉRALE D'IMPRIMERIE ET D'ÉDITION
RUE CASSETTE, 17. — PARIS. — S.

BIBLIOTHEQUE NATIONALE DE FRANCE
3 7531 03988170 2